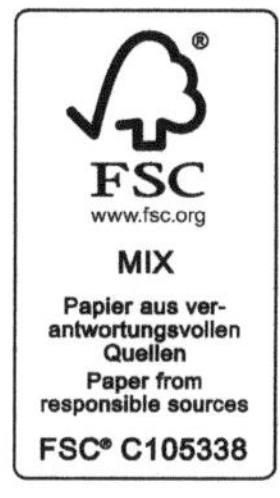

Formulierungshilfen für die Strukturierte Informationssammlung (SIS) und Maßnahmenplanung

Themenfeld Leben in sozialen Beziehungen

Von Mathias Berger

1. Auflage

Herstellung und Verlag: BoD – Books on Demand, Norderstedt

ISBN: 9783746000442

Leben in sozialen Beziehungen

In diesem Themenfeld schätzen Sie die Probleme und Fähigkeiten des Pflegebedürftigen zum sozialen Umfeld und zur sozialen Teilnahme ein.

In der Pflegeplanung würden Sie hier die Aktivitäten "Soziale Beziehungen", "Mann oder Frau sein" und "Existenzielle Erfahrungen" abhandeln. Es fließen aber auch andere Aktivitäten, wie z.B. "Kommunikation", "Mobilität", "Sicherheit" und "Beschäftigung" ein.

Folgende Fragen könnten Sie sich bei der Einschätzung stellen:

- Welche sozialen Kontakte (Familie, Bekannte, Freunde, Arbeitskollegen ...) hat der Pflegebedürftige?
- Kann er diese Kontakte selbst pflegen und halten sowie neue Kontakte herstellen?
- Lebt der Pflegebedürftige allein oder zusammen mit anderen Bezugspersonen?
- Lebt er in sozialer Isolation oder zieht sich bewusst zurück?
- Kann der Klient um die sozialen Kontakte zu halten oder neue Kontakte herzustellen selbstständig seinen Wohnraum verlassen?
- Kann er an Festen und Feiern teilnehmen?
- Welche Hobbies hat der Pflegebedürftige und kann er diese heute weiterhin ausüben?
- Welche Rolle spielen soziale Kontakte für den Pflegebedürftigen?
- Kann er seine Zeit selbstständig gestalten und einteilen?
- Kann er sich an wichtige Termine (z.B. Geburtstage, Hochzeitstag etc.) erinnern?
- Wie gestaltet der Pflegebedürftige seine Zeit am liebsten?
- Gibt es biografische Besonderheiten?
- Was übernehmen Angehörige oder Bezugspersonen?
- Kann der Pflegebedürftige telefonieren oder sogar mit Medien wie PC, Internet und sozialen Netzwerken umgehen?
- Nutzt er Angebote in seinem näheren oder entfernteren Umfeld?
- Kann der Pflegebedürftige ein KFZ oder öffentliche Verkehrsmittel benutzen?
- Benötigt er Hilfsmittel?
- Setzt er die Hilfsmittel sachgemäß ein?
- Sind die Hilfsmittel intakt?
- Kennt er Angebote zu Beschäftigung und sozialem Zusammensein in seiner näheren Umgebung?
- Kennt er alle Möglichkeiten die es ihm ermöglichen neue Kontakte herzustellen?
- Kann er mit belastenden Beziehungen und Situationen umgehen?
- Gibt es neurotische, affektive oder psychotische Störungen oder Erkrankungen?
- Hat der Pflegebedürftige ein gestörtes Selbstbild oder ist die Interaktionsfähigkeit eingeschränkt?
- Nimmt er seine Rolle als Mann oder Frau an und lebt sie aus?
- Gibt es wichtige einschneidende Erlebnisse des Pflegebedürftigen in der Vergangenheit?
- Kann der Pflegebedürftige seine Religion ausleben?
- Hat er Angst vor dem Sterben?
- Ist der Pflegebedürftige sich seiner Situation bewusst und kann er damit umgehen?

Soziale Fähigkeiten und Probleme des Klienten + Maßnahmenplanung (1513 Formulierungshilfen)

Probleme / Risiken	Fähigkeiten / Bedürfnisse / Wünsche

Art und Weise des Ausdrucks

Probleme / Risiken	Fähigkeiten / Bedürfnisse / Wünsche
Klient hat eine Trachealkanüle ohne Sprachaufsatz	Klient schwärmt gerne von ihrem "Traummann, mit dunklen Haaren"
Klient kann aufgrund ihrer Demenz sich über diese Thematik nicht äußern	Klient verdrängt seine / ihre Sexualität nicht
Klient kann aufgrund Ihrer Erkrankungen selbst keinerlei Probleme benennen, Schamgefühl kann nicht geäußert werden	Beim Haare kämmen strahlt Klient
Klient kann sich nicht mehr durch Ihre Grunderkrankung äußern	Klient zieht sich nicht zurück
Klient kann Wünsche in Bezug der Intimität nicht zum Ausdruck bringen	Klient zieht sich nicht zurück. Klient pflegt sich entsprechend
Verbaler und nonverbale Ausdruck von Wut, Trauer und Niedergeschlagenheit	Abwehrverhalten ist gemindert

Erscheinungsbild

Probleme / Risiken	Fähigkeiten / Bedürfnisse / Wünsche
Klient fühlt sich als Frau herabgesetzt (z. B. Haarausfall)	Klient fühlt sich als Frau und zeigt es auch durch Kleidung
Klient fühlt sich als Frau herabgewürdigt	Klient ist gepflegt
Klient fühlt sich als Frau/Mann herabgesetzt	Klient ist geschminkt
Klient fühlt sich als Mann oder Frau herabgesetzt (Bartwuchs, Haarausfall,)	Klient legt auf Erscheinungsbild wert
Klient fühlt sich als Mann/Frau herabgesetzt durch:	Klient legt großen Wert auf das äußere Erscheinungsbild
Klient fühlt sich aufgrund der OP nicht mehr als ganze Frau	Klient schminkt sich gerne
Klient fühlt sich nicht mehr als vollwertige Frau	Klient trägt gerne Parfüm
Klient fühlt sich nicht mehr als vollwertiger Mann	Klient trägt gerne Schmuck
Klient leidet unter Körpermissempfindungen	Klient fühlt sich vollwertig. Klient kleidet sich als Mann
Klient kann seine eigene Persönlichkeitsmerkmale nicht mehr erkennen	Klient fühlt sich wohl und gepflegt
Klient kann sich nicht mehr geschlechtsspezifisch kleiden	Klient kleidet sich als Frau. Klient äußert Bedürfnisse
Klient kann sich nicht mehr geschlechtsspezifisch kleiden/pflegen durch Krankheit	Klient nimmt Persönlichkeitsmerkmale nicht mehr wahr (Hygiene, Kleidung, Verhalten etc.)
Klient kann sich nicht mehr geschlechtsspezifisch pflegen/kleiden	Klient trägt geschlechtsspezifische Kleidungsstücke
Klient kann sich nicht mehr selbst schminken	Klient trägt ihren/seinen Schmuck
Klient kann teilweise Persönlichkeitsmerkmale nicht mehr selbst für sich erkennen (siehe Problembeschreibung AEDL 4,6 und 7	Damenbart/ Bartpflege ist täglich durchgeführt
Klient leidet nach dem Beinamputation unter einem gestörten Körperschema	Wertschätzung der Frisur ist erhalten
Klient nimmt Persönlichkeitsmerkmale nicht mehr wahr (Hygiene, Kleidung, Verhalten etc.)	
Klient nimmt Persönlichkeitsmerkmale nicht wahr	
Klient vernachlässigt sein / ihr Äußeres	
Klient zeigt Körpermissempfindungen bei Berührungen	
Bartwuchs	
Brustamputation	
Kleidet sich nicht geschlechtsspezifisch	
Körperliche bzw. psychische Erkrankungen, Behinderungen	
Kosmetik	

Rollenverhalten

Probleme / Risiken	Fähigkeiten / Bedürfnisse / Wünsche
Klient fühlt sich als Mann	Klient akzeptiert auch männliche PK
Klient fühlt sich in ihrer / seiner Rolle unsicher	Klient akzeptiert die Pflege von einer weiblichen P.P.
Klient fühlt sich nicht angenommen	Klient akzeptiert weibliches sowie männliches Pflegepersonal

Klient fühlt sich zu Gleichgeschlechtlichen hingezogen	Klient fühlt sich als Frau
Klient hat bedingt durch seine Semikastration ein gestörtes Selbstbild, indem er sich nicht mehr als vollwertiger Mann fühlt.	Klient fühlt sich als Mann
Klient hat ein enthemmtes Verhalten	Klient fühlt sich in der jetzigen Rolle wohl
Klient hat ein gestörtes Selbstwertgefühl	Klient fühlt sich in der Selbstständigkeit und Geschlechterrolle unterstützt
Klient hat eine gestörte geschlechtliche Identität	Klient fühlt sich vollwertig
Klient hat eine gestörte Rollenfindung	Klient ist mit seiner sexuellen Identität (z. B. Homosexualität) akzeptiert
Klient hat eingeschränktes Selbstwertgefühl	Klient kann akzeptieren, dass einige Aktivitäten nicht mehr möglich sind
Klient hat kein intaktes Selbstwertgefühl	Klient lebt Rollenverhalten
Klient hat kein Problem mit anderem Geschlecht	Klient lebt und fühlt sich als Mann
Klient hat kein Schamgefühl	Klient verhält und fühlt sich als Mann
Klient hat nach Brustamputation Schwierigkeiten, sich als Frau anzunehmen	Klient wird in der gelebten Rolle akzeptiert und verstanden
Klient hat unnormales Schamgefühl	Klient fällt es nicht schwer die neuen Rollen zu akzeptieren
Klient ist egal, ob er /sie von einem Mann oder einer Frau gewaschen wird	Klient fühlt sich als Frau
Klient kann die neuen Rollen, in denen er sich wohl fühlt, nicht finden	Klient fühlt sich als Mann oder Frau
Klient kann die Rollen, deren Ausführung ihm nicht mehr möglich ist, nicht loslassen	Klient fühlt sich in der Rolle als Frau akzeptiert
Klient kann keine Zuneigung geben/zeigen	Klient fühlt sich in der Rolle als Mann akzeptiert
Klient lebt seine Sexualität offen aus, (z.B. masturbiert er auf dem Wohnbereich) aufgrund der mangelnden Urteilskraft.	Klient fühlt sich in der Selbstständigkeit unterstützt
Klient verhält sich gegenüber gegengeschlechtlichen Mitmenschen ungeschickt	Klient kann Gefühle mitteilen
Klient verliert Hemmungen / moralische Orientierung	Klient kann in ihrer/seiner Rolle leben
Klient zeigt ein starkes Schamgefühl	Klient lässt sich von männlichen/weiblichen Pflegepersonal pflegen
Klient zieht sich in „unpassenden" Situationen aus	Klient zeigt Wohlbefinden über Gestik und Mimik
Aggression gegenüber dem anderen Geschlecht	Durch entsprechende Maßnahmen fühlt sich Klient verstanden
Angst bzw. Aggression gegenüber dem anderen Geschlecht	Persönlichkeitsbedürfnisse/Merkmale sind erkannt
Angst gegenüber dem anderen Geschlecht	Persönlichkeitsmerkmale werden teilweise erkannt. Aggressionen sind minimiert
Das Gefühl als Mann / Frau zu leben ist stark eingeschränkt / gestört nach erlebter sexueller Gewalt	Selbstbewusstsein ist gestärkt. Klient geht zum Friseur
Das Gefühl als Mann / Frau zu leben ist stark eingeschränkt / gestört wegen Demenz	Verständnis ist gezeigt
Das Gefühl als Mann / Frau zu leben ist stark eingeschränkt / gestört wegen Erkrankungen der Geschlechtsorgane	
Das Gefühl als Mann / Frau zu leben ist stark eingeschränkt / gestört wegen Hemiplegie rechts	
Das Gefühl als Mann / Frau zu leben ist stark eingeschränkt / gestört wegen Seelische Störungen (z. B. Manie, Depressionen)	
Das Gefühl als Mann / Frau zu leben ist stark eingeschränkt / gestört wegen Störungen der Körperfunktion (z. B. Stoma, Inkontinenz)	
Enthemmtes Verhalten	
Exhibitionistische Handlungen	
Gestörtes Selbstwertgefühl	
Gestörtes Selbstwertgefühl Angst bzw. Aggressionen gegenüber dem anderen Geschlecht	
Irrtümer in der Einschätzung der Situation bezüglich Sexualität	
Kein verändertes Rollenverhalten	

Sexuelle Handlungen in der Öffentlichkeit	
Verändertes Rollenverhalten	

Nähe und Distanz

Klient bekommt bei der Körperpflege sexuelle Gefühle	Klient fühlt sich angenommen
Klient betastet andere Klient unangemessen	Klient hat ein natürliches Schamempfinden
Klient empfindet den Körperkontakt mit Pflegeperson als unangenehm	Klient kann Nähe zulassen,
Klient empfindet die Berührungen als eindeutig	Klient kann Nähe/Distanz zulassen
Klient hat ein ausgeprägtes Schamgefühl, lehnt männl. PK ab	Klient kann nicht alleine sein
Klient hat ein starkes Bedürfnis nach Zärtlichkeit	Klient kann sich abgrenzen und akzeptiert selbst Grenzen anderer
Klient hat ein starkes Bedürfnis nach Zärtlichkeit/Zuwendung	Klient liebt Zärtlichkeiten
Klient hat großes Schamgefühl	Klient baut Beziehungen zu Angehörigen/ Mitbewohnern auf. Klient lebt mit Ehefrau im Zimmer
Klient ist sexuell distanzlos und enthemmt	Klient erhält Körperkontakt.
Klient lehnt Pflege durch anders geschlechtliche Pflegekräfte ab	Klient kann Intimität zum Ausdruck bringen
Klient lehnt Pflege und Kontakt durch andersgeschlechtliche Pflegekräfte ab	Klient kann sich zurückziehen
Klient macht immer wieder sexuell anzügliche Bemerkungen	Klient nimmt Intimpflege selbst vor. Sexuelle Erregung bei Pflegemaßnahmen sind gemindert
Klient mag keine Pflege durch das andere Geschlecht	Klient zeigt Zuneigung. Gibt Zärtlichkeit
Klient möchte von bestimmten Pflegepersonen nicht gewaschen werden	Achtung der Persönlichkeit und Wahrung der Intimität ist gewährleistet
Klient zeigt außergewöhnliches Schamgefühl bei Intimpflege	Intimsphäre ist beachtet
Klient zeigt enthemmtes Verhalten	Intimsphäre ist berücksichtigt
Klient zeigt kein Schamgefühl, wenn andere Klient. ins Zimmer oder Bad kommen	Intimsphäre ist geachtet
Klient zeigt teilweise übersteigertes Berührungsbedürfnis, Enthemmung	Kontakt- / Schmierinfektion sind vermieden
Klient zeigt überstarkes Schamgefühl bei der Intimpflege	Schamgefühl von Klient ist akzeptiert und respektiert
Abwehr von Berührungen, Körperkontakt	Wahrung der Intimität
Abwehrverhalten aufgrund biographischer negativer Erlebnisse	Wahrung der Intimität (bei Wünschen in Bezug auf Intimität)
Aggression bei der Intimpflege	
Außergewöhnliches Schamgefühl bei der Intimpflege	
Bedürfnis nach Zuwendung:	
Eingriff in die Intimsphäre ist Klient unangenehm	
Fixierung auf äußere Attribute	
Sexualität stört die Beziehung zwischen Klient und Pflegeperson	
Sexualverhalten ist verändert	
Sexuelle Übergriffe in der Pflegesituation	
Teilweise übersteigertes Berührungsbedürfnis, Distanzlosigkeit	
Teilweise zeigt Klient Abwehrverhalten bei der Intimpflege und beim An- und Auskleiden auf Grund von starkem Schamgefühl	

Partnerschaft

Klient äußert, dass er seit der Stomaanlage sehr unsicher im Kontakt mit seiner Frau ist	Klient hat dreimal wöchentlich Besuch von ihrem Lebensgefährten
Klient fühlt sich behindert, entwertet (Partnerprobleme)	Klient hat regelmäßig Besuch von der Lebensgefährtin mind. 3x wöchtl.
Klient hat Beziehungsstörungen	Klient spricht mit dem Partner über Gefühle
Klient hat Schwierigkeiten mit seinem / ihrem Sexualpartner	Klient ist sich Verantwortung gegenüber Sexualpartner bewusst

Klient hat sich in Mitbewohner/-in verliebt	Ehefrau hat Ansprechpartner/in im Pflegeteam.
Klient vermisst seine Ehefrau	Ehepaar erhält Beratung zur Förderung ihres Sexuallebens in schwieriger Lebenssituation.
Beziehungsstörungen	
Ehefrau verzichtet auf Sexualleben in jungem Alter und auf Kinder.	

Störungen (Libido / Potenz)

Klient hat krankheitsbedingte Störungen	Klient hat Erektionen und Ejakulationen
Klient ist impotent	Klient kann seine / ihre Sexualität ausleben
Klient kann die Sexualität nicht ausleben	Klient kennt die Ursache für die Impotenz. Er akzeptiert sie und erreicht auf anderem Weg Zufriedenheit
Klient kann ihre/seine Sexualität nicht ausleben	Klient nimmt bei belastenden sexuellen Problemen professionelle Hilfe in Anspruch
Klient kann seine / ihre Sexualität nicht ausleben	Klient akzeptiert die Einschränkungen
Klient kann Sexualität nicht ausleben mit Folge	Klient akzeptiert Einschränkungen und Veränderungen
Klient kann Sexualität nicht ausleben: sexuelle Übergriffe	Klient hat ein ausgeglichenen Sexualhaushalt. Klient hat Vertrauen zu einzelnen Pflegekräften und zeigt dadurch keine Abwehr
Klient kann über Probleme im Sexualleben nicht sprechen	Klient kennt die Ursache für die Frigidität. Sie lernt mit dem Problem anders umzugehen
Klient leidet an Erektionsstörungen	Klient lebt seine/ihre Sexualität aus. Ist nicht aggressiv
Klient leidet an Erektionsstörungen aufgrund der diabetischen Mikroangiopathie	Klient spricht über sexuelle Probleme mit Vertrauensperson
Klient onaniert in öffentlichen Bereichen	Kommunikation über Sexualität ist möglich. Auf Lebenssituation ist eingegangen
Klient verdrängt seine / ihre Sexualität	Pflegepersonal ist nicht belästigt Vertrauenspersonen stehen jederzeit zur Verfügung
Klient verdrängt seine Sexualität. Klient kann nicht über sexuelle Probleme sprechen	Sexuelle Übergriffe sind in der Pflege beseitigt. Sexuelle Handlungen in der Öffentlichkeit sind beseitigt
Klient zeigt ein enthemmtes sexuelles Verhalten	Übergriffe sind vermieden
Klient zeigt ein gestörtes Sexualverhalten	
Klient zeigt ein nicht situationsgemäßes sexuelles Verhalten	
Abnahme der Libido	
Bei Männern erektile Dysfunktion	
Gestörte Sexualität	
Gestörtes Sexualverhalten	
Körpermissempfindungen	
Selbstempfindungen werden nicht wahrgenommen	
Sexuelle Erregung während der Pflegemaßnahmen - Belästigung des Personals	
Sexuelle Gemeinschaft willentlich nicht möglich in jungem Alter.	

Mensis / Menopause / Verhütung

Klient hat klimakterische Beschwerden	Klient ist in der Pubertät
Klient ist In der Lebensphase des Klimakteriums	Klient akzeptiert Veränderungen
Klient leidet an Frigidität	Klient akzeptiert Veränderungen des Körpers
Herzklopfen	
Hitzewallungen	

Hilfsmittel

Sexuelle Manipulation mit Hilfsmittel	Klient hat Kontakt zu Selbsthilfegruppen

Sonstiges

Klient durchlebt wechselnde Gefühlsreaktionen	Klient akzeptiert die Regeln des Zusammenlebens
Klient erkennt in einem Mitarbeiter oder in einer fremden Person (Besucher) seine Jugendliebe wieder	Klient akzeptiert gesellschaftliche Normen
Klient hat eine Erkrankung, die durch Geschlechtsverkehr übertragen wird	Klient akzeptiert medikamentöse Behandlung

Klient kann Behinderung in Bezug auf die eigene Persönlichkeit nicht mehr erkennen, kann Probleme nicht mehr selbst ansprechen.	Klient akzeptiert Werte u. Normen
Klient kann keine Hilfe anfordern	Klient empfindet Sicherheit
Klient kann keine Zärtlichkeit geben	Klient erhält angemessene Unterstützungs- und Bewältigungsangebote und kann diese akzeptieren
Klient kann Probleme nicht ansprechen	Klient erlebt keine Retraumatisierung
Klient möchte nicht das seine Tochter bei der Pflege dabei ist	Klient fühlt sich verstanden
Depressive Verstimmungen	Klient fühlt sich verstanden und akzeptiert
Desorientierung zur Situation	Klient hat die Kontrolle über Situationen, die ihn an das Trauma erinnern
Erschöpfungszustande	Klient hat neue Lebensperspektiven
Orientierung stark eingeschränkt	Klient ist offen für Anregungen/Ratschläge
Persönlichkeit durch Behinderung stark eingeschränkt	Klient ist orientiert, Klient ist offen für Anregungen
Reizbarkeit	Klient kann Befindlichkeit und Ängste ausdrücken
Rückzug in das kindliche Verhalten	Klient kann seine / ihre Abneigungen äußern
Schuldgefühle, Depression, Selbstverletzung	Klient kann sich bei Problemen äußern
Sehnsucht nach erinnerten Vertrauenspersonen, wird übertragen auf beliebige Menschen der Gegenwart	Klient kann sich über Gefühle und Gewohnheiten äußern
Selbstwertgefühl ist negativ und verneinend	Klient kann über seine Probleme reden
Sozialer Rückzug	Klient probiert neue Aktivitäten aus
Starke Angespanntheit, Unruhe, Nervosität	Klient teilt Bedürfnisse und Ängste mit
Wahrnehmung ist nicht beurteilbar	Klient erhält Unterstützung und kann diese akzeptieren
	Klient fühlt sich angenommen
	Klient fühlt sich sicher
	Klient fühlt sich sicher und angenommen
	Klient fühlt sich sicher und selbstbewusst
	Klient fühlt sich verstanden
	Klient hat ein intaktes Selbstwertgefühl
	Klient hat ein positives und bejahendes Selbstempfinden
	Klient hat ein positives und bejahendes Selbstempfinden / Selbstwertgefühl
	Klient hat positives Selbstwertgefühl
	Klient kann Bedürfnisse mitteilen
	Klient kann Befindlichkeit und Gefühle ausdrücken
	Klient kann Gefühle und Bedürfnisse mitteilen
	Klient kann Wünsche äußern
	Klient setzt seine Ressourcen ein
	Klient sieht Hilfe nicht als Belästigung an. Freut sich über Hilfsmaßnahmen und arbeitet mit
	Klient spricht Probleme an
	Klient teilt Bedürfnisse und Ängste mit, Klient fühlt sich verstanden
	Klient teilt sich mit und isoliert sich nicht
	Angehörige sind einbezogen. Klient zieht sich sozial nicht zurück
	Die belastende Situation für beide Betroffene ist aufgelöst
	Empfindungen werden mitgeteilt. Persönlichkeits-Merkmale sind erkannt
	Empfindungen wie Wut/Trauer und Ängste sind erkannt Zeigt durch Mimik und Gestik Zufriedenheit
	Erlebnisse aus der Biografie sind erkannt. Ängste und Aggressionen werden adäquat begegnet
	Erleidet keine Folgeschäden
	Es ist auf seiner/ihrer Lebenssituation eingegangen

	Grenzen akzeptieren und einhalten Mitmenschen respektieren Verständnis zeigen Vertrauen aufbauen
	Neue Lebensperspektiven sind aufgezeigt
	Sexualität ist akzeptiert und ausgelebt. Sexuelle Probleme sind angesprochen und Hilfe ist angenommen. Klient kann Probleme erkennen und akzeptieren
	Sexualität ist nicht tabuisiert
	Sexualität wird weiterhin ausgelebt ohne Konfrontation mit Dritten
	Vertrauen ist aufgebaut
	Weitere Infektionsübertragungen sind vermieden
	Wünsche und Bedürfnisse werden angenommen und akzeptiert
	Wünsche von Angehörigen sind berücksichtigt

Beziehungen

Klient bekommt keinen Besuch	Klient äußert seine Kontaktwünsche
Klient bekommt selten Besuch	Klient besucht gerne ihre Familie/ Bekannte
Klient gefährdet die Beziehung zu ihrem Lebenspartner aufgrund einer psychischen Erkrankung	Klient erhält regelmäßig Besuch von Angehörigen
Klient hat 2 Söhne die aber selten noch den Kontakt zum Vater pflegen	Klient hält Kontakte aufrecht
Klient hat ein Defizit an sozialen Beziehungen	Klient hält Kontakte/Beziehungen aufrecht und knüpft neue
Klient hat kaum Kontakt zum Sohn	Klient hat befriedigende Kontakte zu anderen Menschen
Klient hat keinen Kontakt zu ihrer Schwester, obwohl diese auf gleicher Station liegt	Klient hat Bezugspersonen
Klient hat keinen Kontakt zu ihrer Tochter	Klient hat eine große Familie
Klient hat nur Kontakt zu Angehörigen, Freunden, Arzt und Pflegepersonal	Klient hat einen großen Freundes- und Bekanntenkreis
Klient hat nur Kontakt zur Tochter, Pflegepersonal und Hausarzt	Klient hat gelegentlichen Kontakt zur Tochter
Klient hat viel Kontakt zu den Kindern	Klient hat Interesse an sozialen Beziehungen
Klient hatte immer wenige Beziehungen zu anderen	Klient hat Kontakt zu Angehörigen
Klient ist verwitwet	Klient hat Kontakt zu Vertrauensperson
Klient ist zu schwach um Kontakt zu Angehörigen /Freunden zu halten	Klient hat Kontakt zum Pflegepersonal
Klient kann durch Desorientiertheit Kontakte nicht aufrechterhalten	Klient hat Kontakt zum Pflegepersonal, insbesondere zur Bezugspflegekraft
Klient kann durch Erkrankung Kontakte nicht selbstständig aufrecht erhalten	Klient hat Kontakt zur Schwiegertochter, anderen Klient. und PP
Klient kann Kontakte nicht aufrechterhalten aufgrund	Klient hat Kontakte
Klient kann Kontaktwünsche nicht äußern	Klient hat noch einige Kontakte zu früheren Bekannten
Klient kann nicht mehr telefonieren	Klient hat regelmäßig brieflichen / telefonischen Kontakt zu entfernt lebenden Angehörigen
Klient kann persönliche Verluste nicht erkennen	Klient hat regelmäßig brieflichen Kontakt zu entfernt lebenden Angehörigen
Klient kann soziale Bereiche des Lebens aufgrund ihrer Demenz nicht mehr sichern	Klient hat regelmäßig telefonischen Kontakt zu entfernt lebenden Angehörigen
Klient kann soziale Bereiche des Lebens nicht mehr selbstständig sichern	Klient hat regelmäßigen Kontakt mit Familie und Freunde
Klient kann soziale Kontakte aufgrund von Bettlägerigkeit nicht mehr aufrechterhalten	Klient hat regelmäßigen Kontakt zu ihrem Sohn
Klient kann soziale Kontakte aufgrund von Demenz nicht mehr aufrechterhalten	Klient hat regelmäßigen Kontakt zur Tochter und Enkeltochter, die sie regelmäßig besuchen
Klient kann soziale Kontakte aufgrund von Desorientiertheit nicht mehr aufrechterhalten	Klient hat soziale Kontakte
Klient kann soziale Kontakte aufgrund von körperlicher Behinderung nicht mehr aufrechterhalten	Klient hat viel Kontakt zu den Kinder und Enkelkindern
Klient kann soziale Kontakte aufgrund von schlechter Verkehrsanbindung nicht mehr aufrechterhalten	Klient hat viel Kontakt zu den Kindern
Klient kann soziale Kontakte aufgrund von vermeintlicher Unabänderlichkeit der Situation nicht mehr aufrechterhalten	Klient ist kontaktfreudig und liebt seine Enkelkinder

Klient kann soziale Kontakte aufgrund von Verwirrtheit nicht mehr aufrechterhalten	Klient kann soziale Kontakte selbstständig pflegen und knüpfen
Klient kann soziale Kontakte nicht aufnehmen und aufrechterhalten, ist isoliert und/oder schädigt sich und/oder andere.	Klient kann Telefon benutzen
Klient kann Telefon nicht bedienen	Klient lebt mit Ehefrau in einem Zimmer
Klient kann wegen körperlicher Behinderung Kontakte nicht aufrechterhalten	Klient pflegt frühere Kontakte
Klient kann wegen schlechter Verkehrsanbindung der Angehörigen Kontakte nicht aufrechterhalten	Klient pflegt Kontakte zu Angehörigen
Klient knüpft Kontakte nicht selbstständig	Klient pflegt Kontakte zu den Nachbarn und ehem. Arbeitskollegen
Klient lebt mit (Angehörigen) zusammen	Klient pflegt Kontakte zu den Nachbarn und ehemaligen Arbeitskollegen
Klient schämt sich vor Angehörigen	Klient pflegt telefonisch Kontakte
Klient schämt sich vor Bekannten	Klient weiß das er 2 Söhne hat
Klient sieht ihre Tochter nur selten	Klient weiß, dass er einen Sohn hat
Klient verkennt die aktuelle Situation z.B. wird eine Mitbewohnerin für die leibliche Schwester gehalten	Klient wohnt mit ihrem Ehemann zusammen
Klient vermisst die Nähe von anderen Klient	Klient wohnt mit ihrem Mann zusammen
Klient vermisst seine Angehörigen, obwohl diese häufig kommen	Klient wohnt mit ihrem Mann zusammen, Tochter kommt regelmäßig zu Besuch
Angstzustände beeinflussen die soziale Interaktion	Beide Töchter kommen regelmäßig zu Besuch
Bedingt durch vorhandenes Krankheitsbild kann Klient keinerlei soziale Kontakte selbst aufrechterhalten oder sich um soziale Belange kümmern	Ehemann/Ehefrau/...... im Haus
Beziehung zu ehemaligen Freunden/Nachbarn bestehen nicht mehr	Familie/ Bekannte / Bezugspersonen halten Kontakt mit Klient
Die Gefühle und die gefühlsmäßigen Beziehungen zur Umwelt sind gestört. Die Gefühle von Klient sind flach, d.h. sie sind nicht nur in der Intensität des Ausdrucks vermindert, sie scheinen auch an Gefühlen verarmt zu sein.	Interesse am Kontakt ist vorhanden
Durch familiäre Unterstützung kein Handlungsbedarf	Kontakt zum Sohn ist sehr gut
Erkennbare fortschreitende Hilflosigkeit aller sozialen Angelegenheiten, insbesondere im Bereich Kontakte knüpfen und pflegen, wenig Kontakt zu anderen Mitmenschen, zieht sich zurück und lebt isoliert	Kontaktadressen sind vorhanden
Fehldeutung der sozialen Situation	Lebensgefährtin besucht Klient
Generationskonflikte	Tochter besucht den Vater regelmäßig
Komplette Einschränkung in der Aufrechterhaltung der soz. Kontakte	Töchter kommen jeden Tag zu Besuch
Komplizierte Beziehungen	Tochter sieht mehrmals tgl. nach ihr
Kontakte zu gewohnten Gruppen sind verloren	Klient äußert Hoffnung und nimmt soziale Kontakte auf
Lebensgestaltung wird auf einen kleineren Radius reduziert, z. B. auf Familie, Nachbarn.	Klient dazu motivieren wieder bestehende Beziehungen zu erhalten z.B. durch Integration in die Gruppe oder durch den wöchentlichen Besuch in seinem alten Schützenverein
Rückzug der Familie von Klient aufgrund der dramatischen Veränderung der Lebenssituation. Kein Kontakt zu Bruder oder Eltern.	Klient entwickelt Lösungswege im Gespräch
Sohn darf Vater, auf Anraten des Betreuers nicht besuchen, Beschluss beim AG wird von Betreuer gestellt.	Klient findet Kontakte und hält sie aufrecht
Sohn hat Betreuung nieder gelegt. Neuer Betreuer wurde bestellt.	Klient geht auf Menschen zu
Soziale Bezüge können nur durch zeit-/teilweise personelle Hilfe hergestellt und aufrecht erhalten werden.	Klient hat eine Bezugsperson
Tod des Lebenspartners	Klient hat einen Ehemann der sich um alle sozialen Belange kümmert, hat eine Vorsorgevollmacht. Drückt zur Kommunikation die Hand und teilt damit mit das Sie etwas versteht
Unablässige Suche nach Vertrauenspersonen	Klient kann soziale Kontakte halten und knüpfen
Unsauberkeit die auf Sozialpartner abstoßend wirkt	Klient kann soziale Kontakte selbständig halten und knüpfen

Unzureichende Selbstpflege wirkt auf Partner abstoßend	Klient nimmt am sozialen Leben teil und erhält Beziehungen aufrecht
	Klient wünscht eine Bezugsperson
	Angehörige animieren regelmäßig Klient sie besuchen zu kommen
	Bekommt Besuch,
	Besuche durch den Ehemann sind ausgebaut
	Der Kontakt zu den Söhnen ist wieder aufgebaut
	Ehemann/Ehefrau/ ist in Pflege einbezogen
	Kontakt zur Familie ist erhalten
	Kontakte sind erhalten und gefördert
	Kontakte zu Menschen sind angeregt und gefördert
	Lebensgefährte ist animiert, die Regelmäßigkeit der Besuche beizubehalten
	Soziale Kontakte sind erhalten und gefördert
	Sozialkontakte und Gruppenverhalten sind gefördert
	Verbale Kontakte sind gefördert
	Vertrauensvolle Kommunikation

Integration

Klient äußert, dass Probleme durch andere verursacht sind	Klient erlebt sich positiv mit den anderen
Klient beherrscht die deutsche Sprache nicht	Klient findet eigene Ressourcen zur Bewältigung
Klient fügt sich nur schwer in der Gemeinschaft ein	Klient findet neue Kontakte
Klient hat als Ausländer Mühe sich mit der Situation einer fremden Kultur auseinander zu setzen	Klient fühlt sich integriert
Klient ist schwer zu sozialen Aktivitäten zu bewegen	Klient fühlt sich integriert und beachtet
Klient ist sehr antriebsarm	Klient ist initiativ
Klient lässt alles so wie es ist, möchte keine Veränderungen für sich	Klient ist interessiert an Neuem
Klient wird von anderen Klient aufgrund Inkontinenz ausgegrenzt. Klient leidet darunter	Klient ist kommunikativ und hat viele Interessen
Klient wird von anderen Klient aufgrund seines Aussehens ausgegrenzt. Klient leidet darunter	Klient ist neugierig auf Neues
Klient wird von anderen Klient aufgrund seines Verhaltens ausgegrenzt. Klient leidet darunter	Klient kann bei Bedarf wieder auf andere zugehen
Klient zieht sich bewusst aus sozialem Umfeld heraus. Klient hat Kommunikationsprobleme.	Klient kann sich mitteilen, nimmt am Gemeinschaftsleben teil, hat Lebensmut,
Klient zieht sich bewusst aus sozialem Umfeld heraus. Klient ist Stuhlinkontinent und schämt sich.	Klient lässt sich gern motivieren
Klient zieht sich bewusst aus sozialem Umfeld heraus. Klient weiß, dass er bald sterben wird und braucht Ruhe.	Klient liebt die Geselligkeit
Klient zieht sich bewusst aus sozialem Umfeld heraus. Mitmenschen machen ihm Angst.	Klient nimmt am gesellschaftlichen Leben teil
Chronische Schmerzen beeinflussen die soziale Interaktion	Klient nimmt an Angeboten im Wohnbereich teil
Eingeengtes egozentrisches Denken	Klient nimmt Angebote an
Möglichkeit der Interaktion ist aufgrund von Einschränkung des Sprech- und Sprachvermögens eingeschränkt	Klient nimmt manchmal an Gemeinschaftsveranstaltungen teil
Möglichkeit der Interaktion ist aufgrund von Medikamentennebenwirkungen eingeschränkt	Klient unterhalt sich sehr gerne
Möglichkeit der Interaktion ist aufgrund von Suchterkrankungen eingeschränkt	Klient wird in Entscheidungen grundsätzlich einbezogen
Veränderter Gesundheitszustand wird nicht angenommen. Es fehlt Anpassung an die Lebenssituation	Klient zeigt Interesse an Neuem
	Klient beteiligt sich an den täglichen Aktivitäten
	Klient erkennt den Vorteil eines gepflegten Äußeren
	Klient erlebt sich sozial integriert.

	Klient findet erste Kontakte trotz Demenz
	Klient findet Gleichgesinnte
	Klient hat sich gut eingelebt
	Klient ist integriert
	Klient nimmt am Gemeinschaftsleben teil
	Klient wird akzeptiert
	Andere Klient haben Verständnis für das Verhalten, bzw. können es ertragen
	Andere Klient sind soweit wie möglich ungestört
	Soziale Integration in den Wohnbereich ist verbessert
	Soziale Kontakte sind gefördert. Selbstständigkeit ist erhalten und gefördert.

Isolation / Deprivation

Klient äußert, dass er sich einsam fühlt	Klient fühlt sich nicht einsam
Klient fühlt sich abgeschoben	Klient ist aktiv und fragt nach
Klient fühlt sich alleine	Klient kennt die Ursachen seiner Isolation und arbeitet aktiv daran mit, sie zu reduzieren
Klient fühlt sich isoliert	Klient kennt Ursachen für seine Isolation
Klient fühlt sich wertlos	Klient kennt Zusammenhänge zwischen eigenem Verhalten und Pflegediagnose
Klient hat keine Bezugsperson	Klient möchte gerne aktiver und selbstbestimmter sein
Klient hat keine Bezugspersonen	Klient überwindet die Isolation
Klient isoliert sich selbst, daher können keinerlei soziale Kontakte zu anderen Mitbewohnern aufgebaut und gefestigt werden.	Klient äußert Wohlbefinden und kann Ressourcen aufrechterhalten
Klient ist antriebsarm	Klient bewältigt kleinere Gänge selbst.
Klient ist traurig, depressiv	Klient erhält Unterstützung zur Bewältigung seiner Isolation
Klient leidet unter Depression	Klient erhält Unterstützung und Angebote zur Bewältigung seiner Isolation
Klient leidet unter Hoffnungslosigkeit	Klient erkennt Zusammenhänge zwischen eigenem Verhalten und Pflegediagnose
Klient leidet unter Kontaktarmut	Klient ist nicht isoliert
Klient leidet unter Trauer und zieht sich deshalb zurück	Klient ist sozial in die Gemeinschaft integriert
Klient scheut neue Kontakte	Klient kennt die Ursachen seiner Isolation
Klient verweigert jegliche Aktivitäten	Klient teilt sich anderen gegenüber mit
Klient verweigert jegliche Kontakte	Klient vereinsamt nicht
Klient verweigert jegliche kulturellen Veranstaltungen	Stimmungslage ist ausgeglichen
Klient zeigt kein Interesse am Umfeld	Ursachen der Ausgrenzung sind behoben
Klient zeigt kein Interesse an Neuem	
Fehlende Möglichkeit zur Kontaktaufnahme durch finanzielle Nöte	
Fortschreitende Hilflosigkeit	
Fortschreitende Hilflosigkeit. Eigene Hilfebedürftigkeit kann durch Klient nicht eingeschätzt werden. Empfindungen werden wenig geäußert (teilnahmslos)	
Kein Kontakt zu (Sport)freunden oder Kollegen wegen Scham der Ehefrau über die familiäre Situation, Gefahr der vollständigen Isolierung des Ehepaares, die ausschließlich Kontakte zum Pflegedienst und Ärzten unterhalten.	
Sozialer Rückzug bei auffällig demütigen Verhalten	

Umgang

Klient hat kein Interesse an Kontakten mit anderen Klient.	Klient fühlt sich in der Gemeinschaft wohl
Klient ist gehemmt, neue Kontakte aufzunehmen	Klient geht auf Menschen zu
Klient ist misstrauisch	Klient greift alte Kontakte wieder auf

Klient ist Misstrauisch gegenüber Neuem	Klient ist sehr kontaktfreudig
Klient ruft seine Angehörigen zu jeder Tages- und Nachtzeit ständig an. Angehörigen leiden darunter	Klient kann sich im Gespräch mitteilen
Klient überlässt die Entscheidungen anderen	Klient kann sich sinnvoll verständigen
Klient verärgert Mitbewohner /Pflegenden /Angehörigen in seinem näheren Umfeld (z. B. redet zu laut, beißt, spuckt)	Klient lebt selbstbestimmt
Klient verleugnet den veränderten Gesundheitszustand	Klient merkt, dass er die anderen Klient belästigt
Klient vernachlässigt sein äußeres Erscheinungsbild	Klient redet über seine Schmerzen, Trauer
Klient verweigert Hilfe und Unterstützung	Klient spricht über seine Einsamkeit und seine Wünsche und Bedürfnisse
Klient weint ständig	Klient steht zu Entscheidungen und übernimmt dafür die Verantwortung
Klient zeigt keine Eigenverantwortung, kann diese nicht übernehmen	Klient bringt sich in die Gemeinschaft ein
Klient zeigt selbstverletzendes Verhalten oder ist suizidgefährdet, ist suchtkrank	Klient erfährt Zuwendung und Aufmerksamkeit
Mitgehen mit der Pflegeperson (Adoptionsverhalten)	Klient hat Kontakt zu Bewohnern
Soziale Interaktion ist aufgrund von Harn-/Stuhlinkontinenz beeinflusst	Klient hat Kontakt zu Mitarbeitern
Soziale Interaktion ist aufgrund von kognitiver Einschränkungen beeinflusst	Klient hat Kontakt zur Außenwelt
Soziale Interaktion ist aufgrund von Störungen der Sinnesorgane beeinflusst (Hörfähigkeit, Sehfähigkeit)	Fehlinterpretationen des Verhaltens sind vermieden

Private Verpflichtungen

Klient akzeptiert Abhängigkeit nicht	Klient ist ein aktives Mitglied in einem Verein
Klient äußert Überforderung	Klient ist ein aktives Mitglied in einer Selbsthilfegruppe
Klient benötigt Hilfe bei allen behördlichen und schriftlichen Angelegenheiten	Klient fühlt sich in seiner Selbstständigkeit nicht eingeschränkt
Klient benötigt Unterstützung bei der Dosierung und Einnahme von Medikamenten	
Klient fehlt Selbstständigkeit und Selbstverantwortung	
Klient ist nicht in der Lage sich um eigene Belange zu kümmern	

Sonstiges

Klient äußert Gefühle wie Angst, Furcht und Ärger	Klient äußert Bedürfnisse
Klient benutzt die Hilfsmittel nicht	Klient benutzt die Hilfsmittel
Klient braucht viel Zeit, um sich auf Angebote einzulassen	Klient erkennt Risiken u. Gefahren
Klient hat das Interesse verloren	Klient fordert Hilfe bei Bedarf an
Klient hat durch Desorientierung Mühe sich mit der Situation auseinanderzusetzen	Klient handelt klar auf eigenen Wunsch
Klient hat kein eigenes Telefon	Klient hat Freude an Beschäftigungen
Klient hat Mühe sich mit der Situation auseinander zu setzen	Klient ist an seiner Selbstständigkeit interessiert
Klient hat Sorge um finanzielle Dinge	Klient ist gut informiert
Klient ist in täglichen Verrichtungen und Entscheidungen unselbstständig	Klient ist informiert
Klient ist körperlich, psychisch und finanziell abhängig	Klient ist orientiert
Klient ist mit der eigenen sozialen Situation unzufrieden	Klient ist über Angebote zur Unterstützung informiert
Klient ist nicht in der Lage, die Situation zu verändern	Klient ist über Möglichkeiten der Mitbestimmung informiert
Klient kann durch eingeschränktes Sehvermögen die Tastatur des Telefons nicht bedienen	Klient ist über Rechte und Pflichten informiert
Klient kann für sich keine Perspektiven formulieren	Klient ist über seinen/ihren körperlichen Zustand informiert
Klient kann keine Entscheidungen mehr treffen	Klient ist zufrieden
Klient kann Krankheit/Behinderung nicht annehmen/akzeptieren	Klient ist zur Person, Zeit, Ort, Situation orientiert
Klient kann nicht mehr alleine für sich sorgen aufgrund Ihrer Erkrankung	Klient kann Bedürfnisse klar äußern

Klient kann sich nicht mit aktueller Tagespresse versorgen	Klient kann die gesundheitliche Einschränkung richtig erfassen und einschätzen
Klient kann sich nicht über aktuelle Tagespresse informieren	Klient kann eigene Bedürfnisse äußern
Klient kann sich nicht über Fernsehen informieren	Klient kann Medi selbst, einnehmen
Klient kann sich nur mit Begleitung bewegen	Klient kann seine Gefühle zeigen und äußern
Klient kann sich verbal nicht äußern	Klient kann Vor- und Nachteile von Entscheidungen einschätzen
Klient kennt Hilfsmöglichkeiten nicht	Klient lässt Gespräche über seinen Zustand zu
Klient leidet unter Bewusstseinsstörungen	Klient lässt sich beruhigen
Klient meint, dass er nicht in der Lage ist, die Situation zu verändern	Klient lässt sich trösten
Klient nimmt Impulse und Anregungen nicht spontan auf	Klient legt Wert auf ein gepflegtes Äußeres
Klient zeigt fehlende / unzureichende Problem- und Zielerfassung	Klient nimmt eigene Wünsche und Bedürfnisse wahr
Klient zeigt Selbstversorgungsdefizite bei der Ernährung	Klient nimmt Hilfestellung und Unterstützung an
Angehörige übernehmen unangemessene Entscheidungen und Verantwortungen	Klient stellt Medi selber
Angst, Schwindel beim Gehen und Stehen	Klient trifft Entscheidungen selbstständig
Eigene Hilfsbedürftigkeit kann nicht eingeschätzt werden	Klient übernimmt Verantwortung
Eingeschränkte Gelenkbeweglichkeit	Klient will informiert sein
Fallenlassen von Gegenständen	Klient wirkt zufrieden
Fehlverhalten aufgrund von Wahrnehmungsstörungen	Klient zeigt der Bereitschaft, an der Krankheitsbewältigung zu arbeiten
Gedächtniseinbußen	Andere Klient haben Verständnis für das Verhalten
Hilfsmittel fehlen	Auslösende Faktoren für das Verhalten sind bekannt
Körperliche Behinderung	Bedürfnisse und Antriebe von Klient sind bekannt
Lebenseinstellung durch dementielle Erkrankung nicht mehr zu erkennen	Klient findet Sinn im Leben
Lebensgestaltung selbständig	Klient fühlt sich sicher
Müdigkeit, Kraftlosigkeit, Verwirrtheit	Klient fühlt sich wohl
Orientierungsstörungen	Klient hat neue Möglichkeiten, seine Bedürfnisse zu äußern
Pflegebedürftigkeit nimmt zu	Klient hat teilweise Fähigkeiten zur Kompensation
Probleme mit Hilfsmittel der Kommunikation (z.B. Klingel, Telefon)	Klient ist sozial abgesichert
Probleme werden zurückgedrängt und überdeckt	Klient kennt und benennt seinen Hilfebedarf
Reaktive Handlungen auf Medien (Fernsehen, Radio)	Klient lebt selbstbestimmt
Reaktive Handlungen auf Spiegelungen, Bilderglas)	Klient trifft Entscheidungen selbstständig
Sammelt Medikamente	Beratungsgespräch ist geführt
Schmerzen bei Bewegungsabläufen	Betreuungsaufwand wird genutzt
Sozialverhalten ist aufgrund von Abhängigkeitsbedürfnis beeinflusst	Durch Förderung von Vertrauen, Gespräche und engmaschige Kontakte zu den Angehörigen, werden soziale Bereiche des Lebens abgesichert, ausgebaut und Beziehungen ausgelebt
Sozialverhalten ist aufgrund von Aggression beeinflusst	Fähigkeiten sind erhalten.
Störungen des Wahrnehmens, z. B. Veränderungen oder Erkrankungen der Sinnesorgane	Lebensqualität ist sichergestellt
Unsicherheit bei Bewegungen, unkoordiniertes bewegen	Ressourcen bleiben erhalten
Unsicherheiten beim Zufassen	Selbstfürsorgekompetenz ist wieder hergestellt
Unzureichend finanzielle Möglichkeiten	Selbstständigkeit ist erhalten
Unzweckmäßige oder fehlende Hilfsmittel	Ursachen für das Handeln sind bekannt
Verändertes Lage- und Bewegungsempfinden	Wissensstand ist erweitert
Verlangsamtes Reaktionsvermögen	Zufriedenheit und Schmerzfreiheit
Verlust von Nähe und Distanz	

Verwechslung von Personen	
Wahrnehmungsstörungen(Aufmerksamkeitsfilter)	

Selbstwertgefühl

Klient äußert sich wertlos zu fühlen, zu nichts nutze, abgeschoben	Klient hat ein intaktes Selbstwertgefühl
Klient empfindet einen Verlust an Lebensqualität	Klient hat ein positives und bejahendes Selbstempfinden/Selbstwertgefühl
Klient findet keine innere Ruhe	Klient hat gestärktes Selbstwertgefühl
Klient fühlt sich fremd und unverstanden	Klient hat Selbstwertgefühl
Klient fühlt sich wertlos	Klient nimmt am sozialen Leben teil, hat intaktes Selbstwertgefühl
Klient hat durch Krebserkrankung seine Unabhängigkeit verloren. Es beeinflusst sein Selbstwertgefühl.	Klient fühlt sich angenommen
Klient hat einen ICH Verlust zu seiner Person	Klient fühlt sich gut und hat eine angemessene Lebensqualität
Klient hat geistige Einschränkungen (z. B. Demenz, Schizophrenie, Depression). Es beeinflusst sein Selbstwertgefühl.	Klient fühlt sich nicht mehr wertlos
Klient hat keine Beziehung zu anderen, wirkt häufig niedergeschlagen	Klient hat wieder Selbstwertgefühl
Klient ist Adipös / Kachektisch. Es beeinflusst sein Selbstwertgefühl. Lebensqualität und Bewegungsfreiheit ist beeinträchtigt	Klient spricht über psychosoziale Problemsituationen
Klient ist Alkoholabhängig. Es beeinflusst sein Selbstwertgefühl.	
Klient ist an Kontakten interessiert, denkt jedoch, dass alle Menschen über sie schlecht denken (siehe Biographie), kann sich verständigen, fast tägliche Telefonate mit Angehörigen	
Klient ist bettlägerig. Sein Körper- und Selbstwertgefühl ist stark beeinträchtigt	
Klient ist drogenabhängig. Es beeinflusst sein Selbstwertgefühl.	
Klient ist Harn- und Stuhlinkontinent. Es beeinflusst sein Selbstwertgefühl.	
Klient ist Medikamentenabhängig. Es beeinflusst sein Selbstwertgefühl.	
Klient ist mit einer bedrohlichen Diagnose konfrontiert	
Klient ist mit vollständigen/teilweisen Verlust von Beweglichkeit konfrontiert	
Klient ist nicht mehr Gesprächsbereit	
Klient ist niedergedrückt	
Klient kann sich niemandem anvertrauen	
Klient lässt sich nicht motivieren	
Klient leidet an Gelenkschmerzen. Lebensqualität und Bewegungsfreiheit ist beeinträchtigt	
Klient leidet an Müdigkeit. Lebensqualität und Bewegungsfreiheit ist beeinträchtigt	
Klient leidet unter dem Verlust seiner Selbstständigkeit	
Klient leidet unter dem Verlust von Eigenständigkeit	
Klient leidet unter Impotenz. Es beeinflusst sein Selbstwertgefühl.	
Klient leidet unter Kummer oder Depressionen.	
Klient muss den Verlust von Unabhängigkeit hinnehmen	
Klient sieht in ihrem/seinem Leben keinen Sinn	
Klient sieht in seinem Leben keinen Sinn mehr	
Klient will dies nicht wahrhaben und isoliert sich	
Klient zieht sich zurück und schränkt auch den Nahrungskonsum ein	
Depressive Grundstimmung	

Festhalten am Selbstbild	
Pflegebedürftigkeit von Klient hat zugenommen. Sein Körper- und Selbstwertgefühl ist stark beeinträchtigt	
Selbstwertgefühl ist aufgrund von Körperbildstörungen (z. B. Lähmungen, Amputationen, Hauterkrankungen) beeinträchtigt	
Selbstwertgefühl ist aufgrund von Organverlust durch OP (z. B. Brust, Gebärmutter) beeinträchtigt	

Religion / Weltanschauung

Klient hadert mit dem Glauben an Gott	Klient findet Halt in der Religion
Klient hadert mit Gott	Klient findet Halt in der Religion, spricht über das Sterben
Klient hadert mit Gott und der Welt	Klient findet Kraft und Halt im Gebet
Klient hat den Glauben verloren	Klient ist sehr religiös
Klient kann ihre/seine Religion nicht leben	Klient kann ihre/seine Religion ausüben
Klient kann nicht selbst Kontakt zu Glaubensgemeinschaften / Geistigen aufnehmen	Klient kann im Gebet Ruhe finden
	Klient nimmt an religiösen Veranstaltungen teil
	Klient nimmt Glaubenshilfe in Anspruch
	Klient nimmt Hilfe durch Seelsorger in Anspruch
	Klient war jeden Sonntag in der Kirche zur Andacht
	Klient wünscht Besuch des Gottesdienstes
	Klient Kann seinen/ihren Bedürfnissen entsprechend trauern
	Klient kann Glauben ausüben
	Klient kann Religion leben
	Klient ist über aktuelles Zeitgeschehen informiert
	Klient spricht über Glaubensfragen /Weltvorstellungen

Lebensgeschichtliche Erfahrungen

Klient erkennt und akzeptiert Veränderungen seiner Lebensweise	Klient akzeptiert den Tod seiner Ehefrau, nach Aufklärung durch das PP, für eine Weile
Klient erlebt derzeitige Situation als Krisensituation	Klient akzeptiert den Verlust des Angehörigen
Klient hat alte und unbewältigte Konflikte mit nahen Verwandten	Klient erinnert sich an positive Ereignisse im Leben
Klient hat Bindungen und Kontakte verloren	Klient hat sich in den Heimalltag gut eingelebt und hat Kontakt zu anderen Klient und dem PP und kann Freuden erleben
Klient hat bisher keine Erfahrung mit schweren	Klient kann alte Konflikte ansprechen und überwinden
Klient hat Partner/nahe Verwandte/Freunde verloren	Klient kann über erlebte Ereignisse sprechen
Klient leidet unter unbewältigten Erlebnissen	Klient nimmt den neuen Lebensabschnitt/ihr/sein Alter an
Klient ist abhängig von Beatmungsgerät	Klient nimmt die Realität an
Klient ist in einem fremden Land auf Hilfe angewiesen	Klient nimmt ihre jetzige Lebenssituation teilweise an, akzeptiert teilweise Entscheidungen durch Pflegepersonal um Lebensqualität zu verbessern
Klient ist über den nahen Tod informiert. Klient äußert Ängste, Sorgen und Befürchtungen, die mit Tod und Sterben in Verbindung stehen	Klient nimmt Pflege durch andere Menschen an
Klient ist über die Gesamtsituation seiner Krankheit unglücklich, spricht nicht darüber, um keinen zu belasten	Klient nimmt seinen Körper an
Klient kann sich mit Fragen des Lebens nicht auseinander setzen	Klient spricht über Lebensereignisse
Klient kann sich mit seiner Behinderung nicht auseinander setzen	Klient spricht über Lebensereignisse/Sterben
Klient leidet am Verlust des Ehepartners	Klient akzeptiert Krankheit / Behinderung
Klient leidet am Verlust von Eigenständigkeit	Klient akzeptiert seine Behinderung
Klient leidet am Verlust, z.B.	Klient findet Verständnis und Unterstützung in seiner Trauer
Klient leidet unter dem Tod ihres Mannes	Klient findet wieder Sinn im Leben
Klient leidet unter der Trennung vom Partner	Klient hat unerledigtes aus seinem früheren Leben verbal und/oder geistig aufgearbeitet und erledigt

Klient leidet unter der Trennung von Bezugspersonen	Klient ist mit seinem Leben im Heim zufrieden
Klient leidet unter der Trennung von ihrem/seinem Umfeld	Klient kann mit der Situation umgehen
Klient leidet unter Lebenssituation	Klient kann mit momentaner Lebenssituation umgehen
Klient leidet unter unbewältigten Erlebnissen (Krieg, Tod,)	Klient nimmt den neuen Lebensabschnitt / sein Alter an
Klient leidet unter Verlust naher Verwandter innerhalb kurzer Zeit	Klient nimmt den neuen Lebensabschnitt an
Klient möchte oft Versäumnisse und unerledigte Arbeiten seines früheren Lebens aufarbeiten und erledigen. In dieser Zeit besteht die Gefahr, dass sich Klient auf den Weg zu seiner ehem. Wohnung macht und nicht den Weg zurück findet	Klient nimmt eigenes Alter an
Klient will wieder nach Hause	Klient nimmt ihr/sein Alter an
Klient wurde zur Pensionierung erzwungen	Klient nimmt Realität an
Klient zog sich nach dem Tod ihres Sohnes zurück	Klient nimmt Verlust / Trennung an
Klient zog sich nach dem Tod seiner Frau mehr und mehr zurück	Klient spricht Bezugspflegekraft und Pflegekräfte auf Veränderungen ohne Hemmungen an
Erinnerte existentielle Erfahrungen werden für aktuell gehalten	ICH - Verluste sind erkannt
Nach anfänglichen Schwierigkeiten fand Klient sich mehr und mehr mit seiner Lebenssituation zurecht	
Trauer, Gefühl von tiefer Betroffenheit und Schmerz als Reaktion auf einschneidenden Verlust	
Traumatische Beziehungserlebnisse werden im Verhalten aktualisiert	
Unangemessenes Übertragen der Lebenserfahrungen auf die aktuelle Situation	
Unverarbeitete Erfahrungen flammen aktuell auf	

Sonstiges

Klient erkennt seine persönliche Situation nicht, kann sich nicht mehr dazu äußern.	Klient befindet sich in der Sterbephase
Klient fühlt sich abgeschoben, wirkt häufig niedergeschlagen	Klient empfindet Erleichterung durch Gespräche
Klient hat akute Schmerzen bedingt durch ...	Klient erhält angemessene Hilfe und Unterstützung
Klient hat akute Schmerzen. Lebensqualität und Bewegungsfreiheit ist beeinträchtigt	Klient erhält regelmäßig Besuch von seinen Enkelkindern
Klient hat chronische Schmerzen aufgrund Arthritis. Lebensqualität und Bewegungsfreiheit ist beeinträchtigt	Klient erhält Unterstützung
Klient hat chronische Schmerzen aufgrund Arthrose. Lebensqualität und Bewegungsfreiheit ist beeinträchtigt	Klient findet sich in der Umgebung zurecht
Klient hat chronische Schmerzen aufgrund Gicht. Lebensqualität und Bewegungsfreiheit ist beeinträchtigt	Klient fordert Hilfe und Aufklärung in Problemsituationen an
Klient hat chronische Schmerzen aufgrund Krebserkrankung. Lebensqualität und Bewegungsfreiheit ist beeinträchtigt	Klient führt selbstständig ein Schmerzprotokoll
Klient hat durch chronische Schmerzen seine Unabhängigkeit verloren. Es beeinflusst sein Selbstwertgefühl.	Klient hat besondere Wünsche zum Leben und Sterben
Klient hat eine zunehmende Denkverarmung dadurch Störung von Einsicht in Zusammenhang von Erkennen und Unterscheiden	Klient hat ein unterstützendes Umfeld
Klient hat einen morgendlichen Anlaufschmerz. Klient schildert seine Schmerzen übertrieben dramatisch und theatralisch	Klient hat Informationen über alle Leistungen, die beantragt werden können
Klient hat einen morgendlichen Anlaufschmerz. Lebensqualität und Bewegungsfreiheit ist beeinträchtigt	Klient hat sich gut eingelebt
Klient hat Gelenkschmerzen nach Belastungen. Lebensqualität und Bewegungsfreiheit ist beeinträchtigt	Klient ist finanziell gut gestellt und sorgefrei

Klient hat infolge ihrer geistigen Verfassung Schwierigkeiten mit ihrem Partner auszukommen	Klient ist geistig rege
Klient hat keine Bezugsperson	Klient ist in der Lage phasenweise zu sprechen
Klient hat keinerlei Probleme	Klient ist in ein soziales Umfeld eingebettet, hat langjährige Kontakte
Klient hat Muskelschmerzen. Lebensqualität und Bewegungsfreiheit ist beeinträchtigt	Klient ist orientiert,
Klient hat Rückenschmerzen. Lebensqualität und Bewegungsfreiheit ist beeinträchtigt	Klient ist orientiert, nimmt sein Alter an, spricht über Ängste
Klient hat Schizo-affektive Psychose mit Maniformen Zustandsbild	Klient ist orientiert, nimmt sein Alter an, spricht über Ängste, macht autogenes Training
Klient hat Schmerzen	Klient ist voll orientiert,
Klient hat Schmerzen aufgrund einer arteriosklerotischen Veränderung der Gefäße. Lebensqualität und Bewegungsfreiheit ist beeinträchtigt	Klient ist wach und ansprechbar
Klient hat Schmerzen, kann Wunsch nach Schmerzfreiheit nicht mehr verbal äußern	Klient kann auf betreffende Körperregion zeigen
Klient hat teilweise/zeitweise Schmerzen	Klient kann den Schmerz beschreiben
Klient ist abhängig von Dialyse	Klient kann die Schmerzintensität unterscheiden
Klient ist desorientiert	Klient kann Entspannungsübungen durchführen
Klient ist örtlich teilweise desorientiert	Klient kann Freude und Trauer zeigen
Klient ist persönlich teilweise desorientiert	Klient kann Hilfe und Unterstützung anfordern
Klient ist situativ teilweise desorientiert	Klient kann neue Information verarbeiten
Klient ist wegen Gelenkschmerzen kraftlos und hat eine Muskelschwäche. Lebensqualität und Bewegungsfreiheit ist beeinträchtigt	Klient kann Schmerzempfindungen äußern
Klient ist zeitlich teilweise desorientiert	Klient kann Schmerzen konkret benennen
Klient kann aufgrund ihrer Demenz sich nicht zu dieser Thematik äußern	Klient kann Schmerzen, Unwohlsein und Ängste ausdrücken und mitteilen
Klient kann aufsitzen, kann manchmal ihre Lage gut einschätzen	Klient kann seine individuelle Schmerzmedikation wirkungsvoll einsetzen
Klient kann Gefühle nicht äußern	Klient kennt den Tagesablauf
Klient kann keine Angaben machen.	Klient lehnt sich dagegen auf
Klient kann selbst keinen Kontakt zu Angehörigen mehr aufnehmen	Klient nimmt andere Menschen wahr
Klient kann sich selbst nicht zu dieser AEDL äußern	Klient nimmt Medi selbst ein
Klient kann sich zu dieser Thematik nicht äußern	Klient nimmt seinen Körper wahr
Klient leidet an Appetitlosigkeit	Klient reagiert positiv auf bestimmten Medikamenten
Klient leidet an Demenz	Klient spürt Linderung
Klient leidet an Gewichtsverlust	Klient spürt rechtzeitig die Unterzuckerung
Klient leidet unter der Gehörlosigkeit	Klient spürt, dass er geschätzt und versorgt wird
Klient leidet unter Spannungen in der Familie	Klient trägt Hilfsmittel
Klient leidet unter starken chronischen Schmerzen bei Bewegungsabläufen, entwickelt Ängste bei Lagerungen.	Klient versteht bedingt Gründe seiner/ihrer persönlichen Einschränkungen
Klient schildert seine Schmerzen übertrieben dramatisch und theatralisch	Klient wirkt entspannt
Klient setzt sich mit Fragen und Problemen des eigenen Lebens und der Umwelt nicht mehr auseinander.	Angehörige sind kooperativ
Klient will keinen Kontakt mit Gruppen/Hilfsdiensten aufnehmen	Bedürfnisse von Klient werden berücksichtigt
Klient will keinen sehen	Ursachen sind bekannt
Alkohol im Stichkanal	Vorlieben, Bedürfnisse und Gewohnheiten von Klient sind bekannt
Aspiration von Blut	Klient hat Zugang zu hilfreichen Gruppen
Atemnot, Herzstillstand	Klient hat Zugang zu Informationen und Hilfsmöglichkeiten
Die Wahrnehmungen von Klient sind rein spekulativ aus Sicht des Pflegepersonals, Angaben der Ehefrau können von reinem „Prinzip Hoffnung „getragen sein.	Klient ist animiert offen und direkt über seine Probleme zu reden

Einsamkeit	Klient ist in Entscheidungen einbezogen
Emotionaler Stabilitätsverlust	Klient ist über seine Krankheit aufgeklärt und informiert
Erkennbar emotionaler Stabilitätsverlust	Klient kann am Leben teilhaben
Erworbene Lösungsmuster werden auf die aktuelle Situation übertragen	Klient kann mit eigener Persönlichkeit umgehen
Finanzielle Dinge	Klient kann sein Leben in Würde abschließen
Gestörte situative Orientierung	Klient kann über seine Probleme sprechen
Isolation	Klient nimmt Gesprächsangebote an. Klient trifft Entscheidungen
Isolation, Verwahrlosung, lässt sich hängen	Klient nimmt Hilfe und Unterstützung an
Isolation, Verwahrlosung, lässt sich hängen. Klient ist manchmal kurzatmig	Klient nimmt weiterhin Hilfe und Unterstützung durch PP und Angehörige an
Kein Rückzugsverhalten	Erfährt angemessene Unterstützung
Lebenseinstellung durch erkennbarer Hilfslosigkeit und fortschreitenden Kräfteabbaus (Altersbedingt) nicht erkennbar.	Erhaltung der Lebensqualität
Lebenseinstellung ist zur Zeit nicht erkennbar.	Erhaltung größtmöglicher Lebensqualität
p.P. Klient will keine Kontakte zu niemanden	Geht tägl. eine Stunde spazieren
Schmerz ins Bein ausstrahlend durch:	Handlungsverluste für das eigene Leben werden erkannt
Soziale Isolation / Vereinsamung / Hilflosigkeit	Hirnleistungen sind gefordert
Stimmungsumbrüche	Lebensqualität ist verbessert
Stimmungsumbrüche durch depressive Phasen	Lebenssituation ist verbessert, Klient äußert Zufriedenheit
Trennung vom Partner	Normales Dasein ohne Komplikationen
Unangemessene Affekte	Selbstfürsorgekompetenz ist wiederhergestellt
Verunsicherung	Spannungen sind gezielt abgebaut
Zur Zeit noch keine Informationen möglich	Symptome sind rechtzeitig erkannt
	Trauerprozess wird adäquat unterstützt
	Übernahme durch Pflegepersonen. Betreuer und Angehörige sind unterstützt
	Verleugnungsphase ist durchbrochen
	Vertrauensbasis ist geschaffen: Klient kann über seine Probleme sprechen und seinen Zustand akzeptieren; Klient fühlt sich verstanden. Individuelle Bedürfnisse sind wiederbelebt
	Vorhandene Ressourcen sind gefördert und unterstützt durch Pflegepersonal und Angehörige. Lebenssituation ist verbessert
	Weitestgehend Unabhängigkeit ist wiedererlangt
	Würdevolles langsames arbeiten in allen AEDL, s wird entsprechend der Maßnahmen umgesetzt
	Zufriedenheit und Vertrauen
	Zusammenhänge werden für sein/ihr Leben erläutert

Maßnahmenplanung

Aggression positiv ausnutzen und in Handlung umlenken
Angebote machen zu entspannenden Maßnahmen, Entspannungsübungen
Auch nonverbal Zuwendung und Anerkennung zeigen
Auffällige Reaktionen und deren Ursachen erfassen
Befinden, Bedürfnisse, Gefühlsäußerungen und Gewohnheiten erfassen
Das PP macht Klient beim Haare kämmen immer Komplimente (z.B. sie sehen heute wieder gut aus)
Das PP redet Klient gut zu und setzt Musiktherapie mit ein zur Entspannung
Die Aggression in eine möglichst sinnvolle Handlung umlenken
Entspannende Maßnahmen anbieten • Entspannungsübungen • Körperübungen • Aromatherapie • Atemübungen • ASE
Ggf. Unterbringung in einem Einzelzimmer, da das ggf. dem Nachbarn nicht zuzumuten ist
Maßnahmen aus AEDL 4,6 und 7 werden durch PP durchgeführt. Persönlichkeitsmerkmale durch biographisches Erarbeiten erkennen und zum Wohle von Klient umsetzen
Verhalten akzeptieren
Verhalten beobachten; pflegerische Versorgung durch weibliches PP
Klient regelmäßige Friseurbesuche anbieten und auf gepflegte Frisur achten
Auf gepflegtes Äußeres achten, durch Demenz keine bestimmte PK notwendig
Bei Fehlhandlungen adäquat reagieren Schminkgewohnheiten beachten
Berücksichtigung von Persönlichkeitsmerkmalen
Biographisches Arbeiten um Persönlichkeitsmerkmale zu erforschen (z.B. welche Schmuckteile, welche Schminkgewohnheiten etc.)
Hilfestellung bei Kosmetik
Hilfestellung bei schminken auf Wunsch
Individuelle Kleidungs- und Kosmetikwünsche erfragen und beachten
Individuelles Erscheinungsbild so weit wie möglich erhalten
Keine Jogginghosen
Kontakte unter Bewohnern fördern Übernahme /Hilfestellung bei/beim Hauptpflege/Schminken
Regelmäßige Friseurbesuche
Regelmäßige Friseurbesuche anbieten und auf gepflegte Frisur achten
Schmuck
Schmuck anlegen. Brille putzen
Schmuck. Achtung des Schamgefühls. Sexualität nicht tabuisieren (Ehepaare)
Über Möglichkeiten zur Bewältigung der Körperbildstörung beraten und informieren
Übernahme/Hilfestellung bei Hautpflege/Schminken
Übernahme/Hilfestellung bei Kosmetik auf Wunsch
Unterstützung bei Ängsten anbieten Zuwendung und Anerkennung auch nonverbal signalisieren Keine Hosen/möchte Kleider anziehen Wünsche erfragen und realisieren
Vor sexuellen Übergriffen schützen Keine Hosen (möchte Kleider anziehen)
Achtung des Schamgefühls
Akzeptanz der Veränderung fördern
Auf individuelles Schamgefühl achten
Auf Wunsch eine gleichgeschlechtliche Pflegeperson sicherstellen
Bezugspflege: Nach Möglichkeit Einzelzimmer in der Einrichtung bereitstellen.
Biographisches arbeiten. Wahrung der Intimität
Ggf. gleichgeschlechtliches Pflegepersonal
Ggf. laut ärztlicher Anordnung Hormonbehandlung

Gleichgeschlechtliche Pflege sicherstellen Dauerhafte Bezugspersonen zur Wahrung der Intimität möglichen
Gleichgeschlechtliche Pflegeperson
Kontakte unter den Klient/Klient fördern
Neue Rollen anbieten (z. B. im Heimrat, im Garten, Küche)
Pflegerische Versorgung durch weibliches PP
Rückzugsmöglichkeiten schaffen
Schamgefühl wahrnehmen und berücksichtigen
Sich mit der eigenen Geschlechterrolle identifizieren können Beziehungen aufnehmen können Gefühle zum Ausdruck bringen können Persönliche Vorstellungen von Sexualität leben können (Hetero-/Homosexualität) Bevorzugte äußere Attribute in der jeweiligen Geschlechterrolle realisieren können (z.B. Kleidung, Schmuck, Kosmetik) Wahrung der Intimsphäre ermöglichen
Situationsbedingte Gespräche. Eingehen auf Lebenssituationen
Unterstützung anbieten bei Störungen und Ängsten
Zur Übernahme von Verantwortung motivieren (z. B. im Heimrat)
Klient wird mit Namen und Sie angesprochen
Klient wird mit Vorname und du angesprochen
Klient wird mit Vorname und Sie angesprochen
Abgrenzung der PP bei Distanzlosigkeit
Dauerhafte Bezugsperson zur Wahrung der Intimsphäre ermöglichen
Doppelzimmer?
Einverständnis zu allen pflegerischen Handlungen einholen
Einverständnis zu allen pflegerischen Handlungen und Berührungen einholen
Fähigkeiten und Fertigkeiten einfordern Genitalbereich durch aktivierende Pflege selbst durchführen lassen
Geben von Streicheleinheiten bei der Grundpflege ohne das Klient dieses als lästig empfindet, (taktiler Berührung) Mitarbeiter vor sexuellen Übergriffen schützen. Klient vor sexuellen Übergriffen schützen. Keine Hosen (möchte Kleider anziehen). Keine Jogginghosen
Gesprächsbereitschaft, Nähe und Akzeptanz signalisieren
Ggf. gleichgeschlechtliches Pflegepersonal anbieten
Gleichgeschlechtliche Pflege sicherstellen
Hält das Missverständnis längere Zeit an, ggf. Pflegekraft bei Klient längerfristig nicht einsetzen
Intimbereiche, individuelles Schamgefühl und diesbezügliche Wünsche berücksichtigen
Intimbereiche, Schamgefühl und diesbezügliche Wünsche wahrnehmen und berücksichtigen
Intimsphäre wird immer gewahrt
Möglichkeit zum Rückzug bieten Verzicht auf unnötige Intimpflege
Nähe und Akzeptanz vermitteln
Pflege durch Bezugsperson gewährleisten
Respektieren des Schamgefühls
Richtiges Maß an Nähe und Distanz in den Pflegehandlungen berücksichtigen
Rückzugsmöglichkeiten anbieten
Schamgefühl wahren
Situationsbedingte Gespräche mit Mitbewohnern führen
Tabuzonen beachten
Vertraute Person als Gesprächspartner anbieten
Wahren der Intimsphäre
Weibliche und Männliche Pflegepersonen
Zuwendung und Anerkennung auch nonverbal signalisieren
Zuwendung, Nähe und Verständnis signalisieren
Klient ermutigen mit dem Partner über Gefühle und Probleme zu sprechen
Einbeziehen der Tochter und Ehefrau
Gespräch anbieten für Möglichkeiten des Intimlebens als Ehepaar.
Kontaktaufnahme erleichtern

Lebensgefährtin mit einbeziehen und ihr zeigen wie wichtig ihr Besuch ist
Partnergespräche anregen / Angehörige über Problematik Informieren
Sexualität nicht tabuisieren (Ehepaare)
Zum Körperkontakt mit Ehemann ermuntern.
Bei öffentlich sexuellen Handlungen auf dem Wohnbereich, Klient in sein Zimmer begleiten
Bei Selbstbefriedigung, Klient aus Gruppenraum führen. Nicht schimpfen, sondern wertschätzen
Eigene Grenzen deutlich machen (z. B. bei sexuell anzüglichen Bemerkungen)
Einschränkungen ermitteln
Erektionen können ausgenutzt, für eine geschützte Intimsphäre muss gesorgt werden.
Ggf. über mögliche Therapien informieren und anregen
Impulsgabe bei allen Verrichtungen. Auf Sexualität eingehen
Kleidung anziehen, mit der sich Klient nicht so schnell entblößen kann
Medikamentengabe nach ärztlicher Verordnung Sexualität nicht tabuisieren
Mitarbeiter vor sexuellen Übergriffen schützen
Mitarbeiter vor sexuellen Übergriffen schützen Mitbewohner vor sexuellen Übergriffen schützen Weibliches Pflegepersonal Männliches Pflegepersonal
Möglichkeit schaffen, seine Sexualität auszuleben
Selbstbefriedigung zulassen
Sexuelle Aktivität akzeptieren, solange sich niemand davon gestört fühlt
Wenn andere Bewohner oder Mitarbeiter gegen ihren Willen in die sexuellen Handlungen mit einbezogen werden, wird eine Verlegung in eine geschlossene Einrichtung erwogen
Bedarf an Hilfsmitteln und Unterstützung ermitteln
Hilfsmittel zur Unterstützung bereitstellen
Angehörige einbeziehen
Angehörige über Umgangsweise mit Klient informieren
Aufklärungsgespräche anregen
Äußerungen über negative Erfahrungen und Gewalterlebnisse erfassen
Bedarfsgerechte Unterstützung bei den täglichen Aktivitäten anbieten
Bei Schwierigkeiten mit den Angehörigen, Gespräche anbieten und verständlich machen, dass Verbote und Vorwürfe nicht verstanden werden
Beobachten und beurteilen von: • Aktivität • Interessen • Äußerungen • Stimmung, Antrieb • Abneigungen • Schamgefühl • körperlichen Reaktionen • Rollenverhalten, Sozialverhalten • Reaktion auf Berührungen • Selbstwert- und Körpergefühl
Biografische Situation, Besonderheiten erfragen, beobachten und berücksichtigen
Eigenes Verhalten überprüfen
Einschalten eines Therapeuten
Einzelabsprachen mit Angehörigen Angehörige werden bei Problemen mit einbezogen
Entsprechend der Pflegestufe Hilfestellung anbieten und gewährleisten Pflege durch männliche/weibliche Pflegepersonen
Für Erfolge loben
Gespräche führen. Einschalten eines Therapeuten
Gespräche über die frühere Zeit
Gesprächsangebote unterbreiten um Empfindungen heraus zu kristallisieren
Gesprächsbereitschaft signalisieren
Gesprächsbereitschaft zeigen

Ggf. Beratung mit dem behandelnden Arzt
Ggf. fachliche Gesprächstherapie anregen
Ggf. Überweisung zu einem Urologen
Gleichgeschlechtliche Pflege, wenn gewünscht sicherstellen
Grad der Selbstständigkeit ermitteln
Grenzen akzeptieren
Hausarzt / Facharzt informieren
Hinzuziehen eines externen Fachtherapeuten
Impulsgabe bei allen Verrichtungen Unterstützung/ volle Übernahme durch Pflegekraft
Information über Möglichkeiten therapeutischer Hilfe geben, z. B. Gestalt-, Gesprächs-, Musiktherapie
Keine Therapie- oder Beschäftigungsangebote aufzwingen
Kontakt zu Selbsthilfegruppen herstellen
Kontakt zu Selbsthilfegruppen vermitteln
Körperliche und emotionale Grenzen festlegen und einhalten
Kurzfristige Fixierung (mit Dokumentation)
Mit der entstandenen Situation behutsam umgehen
Motivation und Unterstützung von Restfähigkeiten und Ressourcen
Nicht provozieren
Pflegehandlungszeiten können mit Absprache verschoben werden.
Psychische und körperliche Verfassung einschätzen
Ressourcen und Verhaltensweisen erfassen
Selbstbestimmung unterstützen
Selbstbestimmung unterstützen und fördern
Selbstbestimmung unterstützen und fördern. Nicht über Klient sprechen, sondern mit ihm gemeinsam
Situationen vermeiden, die an die Traumatisierung erinnern
Taktvoll auf Klient eingehen
Über mögliche Schutzmaßnahmen informieren
Über Möglichkeiten therapeutischer Hilfe beraten
Ursachen und Befinden erfassen
Validierende Gespräche führen
Verbale und nonverbale Kommunikation von Klient wertschätzen
Versuch herauszufinden was der Grund für die Verwechselung sein könnte
Wertschätzung aufbauen
Wünsche und Gewohnheiten werden mit in die Pflege eingebracht.
Zu entspannenden Maßnahmen beraten und dazu anleiten
Klient erhält eine Bezugspflegekraft, hier soll eine Vertrauensbasis bei Berührungen aufgebaut werden, weiterhin wird der soziale Kontakt zu den Angehörigen gefördert
Aufnahme und Kontaktpflege neuer Beziehungen ermöglichen
Besondere Bezugspersonen
Bezugspflegesystem auf aktuellen Stand halten und danach handeln
Ehefrau und Sohn mit in die Pflege einbeziehen und die Bedeutung und Wichtigkeit unserer Pflege vermitteln.
Ehemann/Ehefrau/......über den Ablauf der Pflege informieren; zu einfachen Maßnahmen anleiten
Enger Informationsaustausch mit Angehörigen Probleme werden rechtzeitig erkannt und bei Bedarf: Befindlichkeiten, Abweichungen vom normalen Hilfebedarf bewertungsfrei im Pflegeverlaufsbericht dokumentiert durch PP
Enkelkinder einladen
Gespräche zunächst mit dem Bruder und dessen Ehefrau aufnehmen, Versuch der Vermittlung, evtl. danach mit den Eltern von Klient
Ihren Mann ermutigen an Veranstaltungen teilzunehmen
Kontakt zu den Söhnen herstellen und nachfragen ob Interesse besteht

Kontakt zu Heimbewohnern herstellen
Kontakte pflegen und vermitteln
Kontakte und die Übernahme von Aufgaben fördern
Kontakte und Gespräche mit Angehörigen und Bewohner vertiefen - nicht als Störfaktor sehen –
Kontakte vermitteln
Kontakte zu Angehörigen /Nachbarn anbieten /vermitteln
Kontakte zu Angehörigen herstellen
Kontakte zu Einzelpersonen herstellen
Kontakte zu Gruppen anbieten /vermitteln
Kontakte zu Gruppen herstellen
Kontakte zu Mitbewohnern anbieten /vermitteln
Kontakte zu Mitbewohnern herstellen
Kontakte zur Fam., Angehörigen und anderen Klient. erhalten
Kontakte zur Fam. erhalten
Kontakte zur Pfarrei herstellen
Kontaktpersonen vermitteln
Möglichkeiten zu Kontaktaufnahmen prüfen
Sozialverhalten, Kontakte und Orientierung prüfen
Wie besprochen bestehende Kontakte innerhalb und außerhalb der Einrichtung ermöglichen
Zu entlastenden Angeboten für pflegende Angehörige beraten
Zuwendung zeigen
Begleitung zu Veranstaltungen anbieten
Betreuungsaufwand anbieten und Angebote machen z.B. Spaziergänge, Beschäftigungstherapie etc.
Das PP dokumentiert Besuch von Angehörigen und fördert den Kontakt zu anderen Klient des Wohnbereichs.
Einladen zu Heimveranstaltungen
Entscheidungen grundsätzlich mit Klient treffen
Entscheidungsmöglichkeiten anbieten
Für Schmerzfreiheit sorgen (Siehe AEDL 3)
Gehtraining, -KG
Gemeinsame Mahlzeiten und Veranstaltungen ermöglichen
Gespräche zur Bewältigung von Unsicherheiten und Ängsten anbieten
Gesprächsbereitschaft signalisieren
Gesprächsbereitschaft signalisieren, auf die Möglichkeit einer psychologischen Begleitung aufmerksam machen (Hilfe zur Selbstpflege für die Ehefrau).
Hilfsmittel anbieten
Hilfsmitteln zur Verbesserung der Wahrnehmung und Orientierung bereitstellen, z. B. Brille, Dosierungshilfen
Kulturelle Auffassung ist bekannt und wird berücksichtigt
Logotherapeutische Maßnahmen ergreifen
Mitwirkungsmöglichkeiten in der Einrichtung schaffen (z.B. Heimbeiratsarbeit fördern)
Sachgerechte Informationen über die Pflegemaßnahmen vermitteln
Seh-, Hör-, Wahrnehmungsfähigkeit beobachten u dokumentieren
Selbstfürsorgedefizit ermitteln
Tageszeitung vorlesen
Unterstützung und Hilfsmittelbedarf klären (Gehhilfen, Brille, Hörgerät)
Unterstützungs- und Hilfsmittelbedarf erfassen
Wahrnehmungsfähigkeit schulen, z.B.: durch basale Stimulation
Zeit für Begleitung und Betreuung einplanen
Zu Festen und Feiern begleiten

Zu Mitbestimmung beraten
Klient zur Teilnahme an Festen / Feiern / Beschäftigung motivieren
Klient zur Teilnahme an Festen und Feiern motivieren
Arztbesuche organisieren
Äußerungen und Verhaltensweisen ernst nehmen
Bei individuellen Problemen auf Klient eingehen und zusammen das Problem lösen
Bewusstsein, Orientierung, Denkfähigkeit, Urteilsfähigkeit, Wachheit prüfen
Freundlicher Umgang mit Klient durch PP (siehe AEDL 1) um Ängste, Sorgen und Isolation zu vermeiden
Frühere Beschäftigungen, Interessen und Ressourcen erfassen
Gewohnte Aktivitäten fördern
Gründe für mangelnde Motivation, Aggression und Abhängigkeitsbedürfnis ermitteln
In Gesprächen thematisch die Krankengeschichte ausgrenzen.
Krankheitsbedingte Einschränkungen und Gefährdungen erfassen, z. B. dämpfende Medikamente
Misstrauen, Angst, Sorge, Verlust von Unabhängigkeit, Isolation, Ungewissheit und Hoffnungslosigkeit beseitigen
Reichen der Medikamente
Ressourcen zum Erkennen und Vermeiden von Gefahren ermitteln
Sinnesorgane auf Funktionseinschränkungen beobachten
Situationsbedingte Gespräche führen
Über Aktivitäten in der Kirchengemeinde informieren
Über Angebote wie Singkreis, Gymnastikgruppen, Spielgruppen und Veranstaltungen informieren
Über Besuchsdienste, Nachbarschaftshilfe und Selbsthilfegruppen informieren
Ursachen für eingeschränkte Entscheidungsfähigkeit klären
Ursachen für Isolation klären
Wochendosett, oder tägl. Bereitstellen der Medikamente
Zusätzliche Hilfe veranlassen
Alltagskompetenzen ritualisieren
Bei Kontaktsuche und Aufnahme unterstützen
Für ungestörte angenehme Kommunikation sorgen
Geäußerte Gefühle akzeptieren
Lebensqualität ansatzweise durch Kommunikation verbessern (siehe AEDL1)
Behördengänge organisieren
Betreuer mit Unterstützung von PP kümmert sich um alle Belange
Betreuung durch Betreuer
Betreuung durch den Sohn
Betreuung durch Tochter
Ehemann kümmert sich um alle Belange
Essenszubereitung
Hilfe bei den notwendigen Tätigkeiten
Hilfe bei den täglichen notwendigen Tätigkeiten
Möglichkeiten für die Verantwortungsübernahme gemeinsam prüfen
Notwendige Einkäufe sicherstellen
Tgl. Übernahme des Hilfebedarfes durch PP
Waschen und bügeln
Zur selbstständigen Übernahme täglichen Verrichtungen anleiten
Zur Selbstständigkeit ermuntern
Essen auf Räder organisieren
Für mehr Entlastung der Ehefrau in hauswirtschaftlichen Arbeiten sorgen, mehrstündige Haushaltshilfe vermitteln.

Für Sicherungen und Hilfsmittel im Umfeld sorgen, z. B. durch Haltegriffe, Bettgitter, ausreichende Beleuchtung, erhöhte Toilettensitze, Bereitstellen von persönlichen Hilfsmitteln, z. B. Brille, Rollator, Stuhl mit Lehne oder Kopfstütze, Notrufsystem
Gefahrenquellen im Umfeld beseitigen, z. B. Desinfektionsmittel einschließen
Hilfestellung beim Verlassen und Wiederaufsuchen der Wohnung
Reinigung der Wohnung
Zum Erkennen und Beseitigen von Gefahren beraten
Zustand von Wohnung, Wäsche und Kleidung einschätzen
Adressen von Selbsthilfegruppen (Wachkoma) ausfindig machen und Erstkontakt herstellen.
Angehörige beraten, anleiten und in Pflege einbeziehen
Angehörigenarbeit sicherstellen (familiäre Kontakte erhalten, fördern und schaffen, Konflikten vorbeugen, individuelle Mithilfe der Angehörigen ermöglichen, Sprechstunden anbieten, Einladungen zu Veranstaltungen)
Angemessene Förderungsmaßnahmen prüfen
Arzneimittel dosieren und korrekte Gabe
Bei Bedarf Hilfe anderer Berufsgruppen initiieren
Bei sachgerechten Umgang mit Lebensmitteln und Genussmitteln sowie bei deren Entsorgung unterstützen
Beratungsgespräch führen
Biografische Daten und Bezugspersonen ermitteln
Einnahme bzw. Anwendung überwachen
Ergotherapeutische Maßnahmen ergreifen
Hilfestellung bei Einschränkungen und Unsicherheiten anbieten
Mit Klient sprechen und fragen ob er Wünsche hat
Möglichkeiten zur Schulung und Entspannung anbieten
Sicherheitsstellung anbieten
Vorräte des alten Menschen angemessen prüfen und Gefahren beseitigen
Klient erhält eine Bezugspflegekraft, hier soll eine Vertrauensbasis bei Berührungen aufgebaut werden, weiterhin wird der soziale Kontakt zu den Angehörigen gefördert
Aufnahme und Kontaktpflege neuer Beziehungen ermöglichen
Besondere Bezugspersonen
Bezugspflegesystem auf aktuellen Stand halten und danach handeln
Ehefrau und Sohn mit in die Pflege einbeziehen und die Bedeutung und Wichtigkeit unserer Pflege vermitteln.
Ehemann/Ehefrau/......über den Ablauf der Pflege informieren; zu einfachen Maßnahmen anleiten
Enger Informationsaustausch mit Angehörigen Probleme werden rechtzeitig erkannt und bei Bedarf: Befindlichkeiten, Abweichungen vom normalen Hilfebedarf bewertungsfrei im Pflegeverlaufsbericht dokumentiert durch PP
Enkelkinder einladen
Gespräche zunächst mit dem Bruder und dessen Ehefrau aufnehmen, Versuch der Vermittlung, evtl. danach mit den Eltern von Klient
Ihren Mann ermutigen an Veranstaltungen teilzunehmen
Kontakt zu den Söhnen herstellen und nachfragen ob Interesse besteht
Kontakt zu Heimbewohnern herstellen
Kontakte pflegen und vermitteln
Kontakte und die Übernahme von Aufgaben fördern
Kontakte und Gespräche mit Angehörigen und Bewohner vertiefen - nicht als Störfaktor sehen –
Kontakte vermitteln
Kontakte zu Angehörigen /Nachbarn anbieten /vermitteln
Kontakte zu Angehörigen herstellen
Kontakte zu Einzelpersonen herstellen
Kontakte zu Gruppen anbieten /vermitteln
Kontakte zu Gruppen herstellen
Kontakte zu Mitbewohnern anbieten /vermitteln
Kontakte zu Mitbewohnern herstellen

Kontakte zur Fam., Angehörigen und anderen Klient. erhalten
Kontakte zur Fam. erhalten
Kontakte zur Pfarrei herstellen
Kontaktpersonen vermitteln
Möglichkeiten zu Kontaktaufnahmen prüfen
Sozialverhalten, Kontakte und Orientierung prüfen
Wie besprochen bestehende Kontakte innerhalb und außerhalb der Einrichtung ermöglichen
Zu entlastenden Angeboten für pflegende Angehörige beraten
Zuwendung zeigen
Begleitung zu Veranstaltungen anbieten
Betreuungsaufwand anbieten und Angebote machen z.B. Spaziergänge, Beschäftigungstherapie etc.
Das PP dokumentiert Besuch von Angehörigen und fördert den Kontakt zu anderen Klient des Wohnbereichs.
Einladen zu Heimveranstaltungen
Entscheidungen grundsätzlich mit Klient treffen
Entscheidungsmöglichkeiten anbieten
Für Schmerzfreiheit sorgen (Siehe AEDL 3)
Gehtraining, -KG
Gemeinsame Mahlzeiten und Veranstaltungen ermöglichen
Gespräche zur Bewältigung von Unsicherheiten und Ängsten anbieten
Gesprächsbereitschaft signalisieren
Gesprächsbereitschaft signalisieren, auf die Möglichkeit einer psychologischen Begleitung aufmerksam machen (Hilfe zur Selbstpflege für die Ehefrau).
Hilfsmittel anbieten
Hilfsmitteln zur Verbesserung der Wahrnehmung und Orientierung bereitstellen, z. B. Brille, Dosierungshilfen
Kulturelle Auffassung ist bekannt und wird berücksichtigt
Logotherapeutische Maßnahmen ergreifen
Mitwirkungsmöglichkeiten in der Einrichtung schaffen (z.B. Heimbeiratsarbeit fördern)
Sachgerechte Informationen über die Pflegemaßnahmen vermitteln
Seh-, Hör-, Wahrnehmungsfähigkeit beobachten u dokumentieren
Selbstfürsorgedefizit ermitteln
Tageszeitung vorlesen
Unterstützung und Hilfsmittelbedarf klären (Gehhilfen, Brille, Hörgerät)
Unterstützungs- und Hilfsmittelbedarf erfassen
Wahrnehmungsfähigkeit schulen, z.B.: durch basale Stimulation
Zeit für Begleitung und Betreuung einplanen
Zu Festen und Feiern begleiten
Zu Mitbestimmung beraten
Klient zur Teilnahme an Festen / Feiern / Beschäftigung motivieren
Klient zur Teilnahme an Festen und Feiern motivieren
Arztbesuche organisieren
Äußerungen und Verhaltensweisen ernst nehmen
Bei individuellen Problemen auf Klient eingehen und zusammen das Problem lösen
Bewusstsein, Orientierung, Denkfähigkeit, Urteilsfähigkeit, Wachheit prüfen
Freundlicher Umgang mit Klient durch PP (siehe AEDL 1) um Ängste, Sorgen und Isolation zu vermeiden
Frühere Beschäftigungen, Interessen und Ressourcen erfassen
Gewohnte Aktivitäten fördern
Gründe für mangelnde Motivation, Aggression und Abhängigkeitsbedürfnis ermitteln
In Gesprächen thematisch die Krankengeschichte ausgrenzen.

Krankheitsbedingte Einschränkungen und Gefährdungen erfassen, z. B. dämpfende Medikamente
Misstrauen, Angst, Sorge, Verlust von Unabhängigkeit, Isolation, Ungewissheit und Hoffnungslosigkeit beseitigen
Reichen der Medikamente
Ressourcen zum Erkennen und Vermeiden von Gefahren ermitteln
Sinnesorgane auf Funktionseinschränkungen beobachten
Situationsbedingte Gespräche führen
Über Aktivitäten in der Kirchengemeinde informieren
Über Angebote wie Singkreis, Gymnastikgruppen, Spielgruppen und Veranstaltungen informieren
Über Besuchsdienste, Nachbarschaftshilfe und Selbsthilfegruppen informieren
Ursachen für eingeschränkte Entscheidungsfähigkeit klären
Ursachen für Isolation klären
Wochendosett, oder tägl. Bereitstellen der Medikamente
Zusätzliche Hilfe veranlassen
Alltagskompetenzen ritualisieren
Bei Kontaktsuche und Aufnahme unterstützen
Für ungestörte angenehme Kommunikation sorgen
Geäußerte Gefühle akzeptieren
Lebensqualität ansatzweise durch Kommunikation verbessern (siehe AEDL1)
Behördengänge organisieren
Betreuer mit Unterstützung von PP kümmert sich um alle Belange
Betreuung durch Betreuer
Betreuung durch den Sohn
Betreuung durch Tochter
Ehemann kümmert sich um alle Belange
Essenszubereitung
Hilfe bei den notwendigen Tätigkeiten
Hilfe bei den täglichen notwendigen Tätigkeiten
Möglichkeiten für die Verantwortungsübernahme gemeinsam prüfen
Notwendige Einkäufe sicherstellen
Tgl. Übernahme des Hilfebedarfes durch PP
Waschen und bügeln
Zur selbstständigen Übernahme täglichen Verrichtungen anleiten
Zur Selbstständigkeit ermuntern
Essen auf Räder organisieren
Für mehr Entlastung der Ehefrau in hauswirtschaftlichen Arbeiten sorgen, mehrstündige Haushaltshilfe vermitteln.
Für Sicherungen und Hilfsmittel im Umfeld sorgen, z. B. durch Haltegriffe, Bettgitter, ausreichende Beleuchtung, erhöhte Toilettensitze, Bereitstellen von persönlichen Hilfsmitteln, z. B. Brille, Rollator, Stuhl mit Lehne oder Kopfstütze, Notrufsystem
Gefahrenquellen im Umfeld beseitigen, z. B. Desinfektionsmittel einschließen
Hilfestellung beim Verlassen und Wiederaufsuchen der Wohnung
Reinigung der Wohnung
Zum Erkennen und Beseitigen von Gefahren beraten
Zustand von Wohnung, Wäsche und Kleidung einschätzen
Adressen von Selbsthilfegruppen (Wachkoma) ausfindig machen und Erstkontakt herstellen.
Angehörige beraten, anleiten und in Pflege einbeziehen
Angehörigenarbeit sicherstellen (familiäre Kontakte erhalten, fördern und schaffen, Konflikten vorbeugen, individuelle Mithilfe der Angehörigen ermöglichen, Sprechstunden anbieten, Einladungen zu Veranstaltungen)
Angemessene Förderungsmaßnahmen prüfen
Arzneimittel dosieren und korrekte Gabe
Bei Bedarf Hilfe anderer Berufsgruppen initiieren

Bei sachgerechten Umgang mit Lebensmitteln und Genussmitteln sowie bei deren Entsorgung unterstützen
Beratungsgespräch führen
Biografische Daten und Bezugspersonen ermitteln
Einnahme bzw. Anwendung überwachen
Ergotherapeutische Maßnahmen ergreifen
Hilfestellung bei Einschränkungen und Unsicherheiten anbieten
Mit Klient sprechen und fragen ob er Wünsche hat
Möglichkeiten zur Schulung und Entspannung anbieten
Sicherheitsstellung anbieten
Vorräte des alten Menschen angemessen prüfen und Gefahren beseitigen
Klient animieren über seine Leidenschaft dem Malen zu reden.
Klient mit anderen Menschen in Kontakt bringen
Auf Bedürfnisse eingehen, Wünsche erfüllen
Aufmerksames Zuhören und ggf. Trost spenden
Aufzeigen von Ressourcen und positives Verstärken von Eigenaktivitäten
Bei Problemen die Podologin hinzuziehen
Bestätigung und Anerkennung geben
Bestätigung und Anerkennung von Gesprächsinhalten
Besuch von Angehörigen unterstützen
Bezugspflegekraft
Bezugspflegekräfte
Durch regelmäßige Gesprächsangebote Stärkung des Selbstvertrauens und Vertrauen in die eigenen Fähigkeiten ermöglichen
Eigene Vorschläge an 1. Stelle stellen und versuchen zu realisieren und zu agieren
Eigeninitiative fördern
Einbeziehen bei Entscheidungen so das Klient eigene Lebensqualität verbessern kann.
Einbeziehen bei Entscheidungen von Klient um eigene Lebensqualität zu verbessern
Einbeziehen der Angehörigen bei allen Lebensentscheidungen
Einsetzen der Ressourcen
Entscheidungskompetenz von Klient fördern
Fähigkeiten von Klient erkennen und fördern
Förderung von Mitentscheidung und Mitbestimmung
Gemeinsam Ziele benennen
Gemeinsames Gespräch mit Angehörigen anregen
Gruppenaktivitäten fördern
Hilfestellung für ein gepflegtes Äußeres bei Bedarf anbieten
Hoffnung (Sicherstellung einer individuellen Perspektive)
In allen Bereichen Selbstbestimmung ermöglichen
Integration in das Heimmilieu
Kontakt zu anderen initiieren
Kontakte zu Selbsthilfegruppen anbieten
Nähe, Verständnis und Anerkennung vermitteln
Persönliche Gegenstände wie Schlüssel usw. tolerieren und darauf achten, dass sie auf Wunsch immer da sind
Privatsphäre schützen
Selbstwertgefühl durch die Erledigung von kleinen Aufgaben stärken
Sich für Klient Zeit nehmen
Sicherheit geben durch Körperkontakte unter Berücksichtigung von Nähe und Distanz
Tagesstrukturierende Maßnahmen und Ziele gemeinsam festlegen:
Taktvoller Umgangston

Tgl. Gesprächsführung über das Befinden von Klient
Verlust der Gesundheit (Aufbau eines neuen Gesundheitsverständnisses)
Verlust des gewohnten Körperbildes (Erlernen neuer Sichtweisen)
Verlust von Unabhängigkeit (Unterstützung des Prozesses, gegebene Verhältnisse zu akzeptieren)
Verständnis zeigen, auf Fortschritte hinweisen, Unterstützung seitens P.P. anbieten.
Verständnisvolles Klima schaffen
Vertrauen schaffen durch Transparenz, ehrlichen und taktvollen Umgang
Vertrauen zu den Kommunikationspartnern (intern und extern)
Wiedergewinnung von Unabhängigkeit (rehabilitative Maßnahmen)
Wohlbefinden (Eingehen auf die individuellen Bedürfnisse)
Wünsche und Bedürfnisse wahrnehmen und akzeptieren
Zum Reden über körperliche Veränderungen anregen
Einschalten der Andacht im Ersten jeden Sonntag um halb zehn Uhr morgens
Externe fachliche Beratung zuziehen (Pfarrer,)
Fachliche Beratung (Priester, Psychologen o. Ä.) hinzuziehen
Gemeinsames Beten
Ggf. Seelsorge einleiten
Ggf. Sterbebegleitung
Gottesdienste organisieren
Kontakt zum Seelsorger ermöglichen
Möglichkeiten schaffen, eigenen Glauben zu leben/praktizieren
Regelmäßige Kontakte zur Seelsorge sicherstellen
Regelmäßigen Kontakt zu Seelsorger herstellen
Religion berücksichtigen
Seelsorge anbieten und evtl. vermitteln
Klient durch Medien über das aktuelle Zeitgeschehen informieren
Erkennen, dass Klient die Außenwelt überwiegend über seine Emotionen wahrnimmt, auch wenn seine Intelligenz schon sehr stark gestört ist.
Tageszeitung anbieten
Klient nicht ausfragen, erzählen lassen
Austausch über Trauer mit anderen fördern
Autonomie von Klient durch Eingehen auf dessen Vorstellungen fördern
Bei Fragen von Klient bezüglich seiner Ehefrau ruhig, sachlich und verständnisvoll den Verbleib seiner Ehefrau erklären und mit Hilfsmitteln (Fotomontage über dem Bett) das Gesagte unterstreichen
Bei körperlichen Beeinträchtigungen wird immer auch deren Einfluss auf das Depressionsrisiko in Betracht gezogen. Etwa: Unterfunktion der Schilddrüse, Elektrolytstörung, Herzinsuffizienz usw.
Bei Verlusterlebnissen d. Trauerrituale fördern
Besuche auf dem Friedhof ermöglichen
Besuche durch Angehörige fördern
Existentielle Erfahrungen werden behutsam aufgearbeitet
Feste (z. B. Geburtstag, Namenstag) mit Klient feiern
Genaue Dokumentation über positive u. negative Veränderungen des Selbstfürsorgedefizites
Gespräche führen um zu erfahren welche Interessen er hat / bzw. Hobby er ausüben möchte
Gespräche mit Angehörige/Betreuer (Enger Austausch mit Angehörigen) werden regelmäßig geführt
Hoffnungslosigkeit (Hilfe bei der Sinnsuche des Lebens)
In Phasen der Wut und Trauer Trost und Zuwendung schenken.
In Trauer leben dürfen
Interessen und Aktivitäten erfahren und fördern
Interessen von Klient ermitteln und diese fördern

Mit belastenden und gefährdenden Erfahrungen umgehen können
Orientierungshilfen geben. Thema Tod und Sterben nicht tabuisieren
PK bietet dem Ehemann Gespräche an,
Sterben (eine dem Menschen zugewandte Sterbebegleitung)
Sterben nicht verdrängen / tabuisieren
Thema Sterben nicht verdrängen
Trauer und Gefühlsäußerungen zulassen
Trauer und Wut zulassen
Trennung (Hilfestellung bei durch Trennung hervorgerufenen traumatischen Erlebnissen)
Validierte Gesprächshaltung zeigen
Würdevoller Umgang mit Sterbenden
Zusammenarbeit mit Hospiz
Zuversicht/Freude (im Hinblick auf Gegenwart und Zukunft)
Angehörige einbeziehen, beraten
Angehörige informieren und einbeziehen
Armband mit Angaben zur Person oder SOS-Kapsel
Beratung der Angehörigen
Beratungsgespräch anbieten
Erwünschte und unerwünschte Wirkungen der Medikamente beobachten und erfassen
Füße regelmäßig auf Rötung, Risse, Wunden, Blasen, Druckstellen, Verdickungen beobachten
Information über Selbsthilfegruppen
Personalien an Nachbarschaftskontakte und Polizei weitergeben (aktuelles Foto und Beschreibung)
Ressourcen fördern
Ressourcen nutzen
Tägliche, lauwarme Reinigung, sorgfältiges Abtrocknen
Überversorgung vermeiden
Unterstützung bei Selbstpflegedefiziten nach Bedarf anbieten
Unterstützung von Ressourcen
Vermittlung von Selbsthilfegruppen
Vorgang sofort abbrechen, Arzt informieren
Vorschläge unterbreiten
Zusammenarbeit mit anderen Berufsgruppen initiieren
Zusammenarbeit mit Ehrenamtlichen

Weitere Formulierungshilfen und Fallbeispiele zur Strukturierten Informationssammlung SIS und Maßnahmenplanung finden Sie auch online:

www.Pflegeplanungen.com